摂食障害からの回復支援

自己治癒力を妨げない
「消極的」精神療法のすすめ

柴田明彦 Shibata Akihiko

岩崎学術出版社

目次

第Ⅱ章　消極的精神療法の実際　51

序　章　なぜ消極的精神療法なのか

世の中には、一〇〇種類の精神療法があると聞いたことがある。名前を挙げろと言われてももちろんできないが、その中には恐らく「消極的精神療法」というものはないだろう。なぜなら、「消極的精神療法」とは、筆者が勝手に命名した精神療法だからである。つまり、筆者が新しく創った〝一〇一個目〟の精神療法というわけだ。

一〇〇もの精神療法があるのに、なぜわざわざ「消極的精神療法」なるものを提唱するのか。それには、切実な二つの理由がある。

一つ目の理由は、「積極的な」精神療法を行う治療者が、近年の患者の増加に伴って、疲弊し、消耗し、燃え尽きてしまい、精神療法家として挫折してしまうことを危惧するからである。特に、境界例や境界例と同様の病態水準にある患者（摂食障害の多くがこれに含まれる）の治療に当たる機会の多い治療者に、この傾向が強いように思われる。総合病院精神科が医師不足で閉鎖して行く原因の一つに、多量服薬や自傷行為、低栄養・脱水状態などの身体的な加療を必要とする、これら境界例水準の患者を診なければならないことがあるのではないだろうか。

実は、これは筆者自身の経験でもある。筆者は、（四年間の内科医時代も含めて、パートでの勤務を除けば）大学病院と総合病院でしか診療経験がない。当初筆者は、精神分析を基礎にした力動的精神療法を行っていた。治療経過中に、患者が退行し、依存し、治療者を巻き込んで治療の場を混乱させようとする状況に、何度も直面してきた。こうした患者が何人も重なると、その重苦しさに耐えきれなくなるものだ。その都度筆者は治療に限界を感じ、新たな治療法を模索する必要に迫られた。そこで、さまざまな理論や研究結果を参考にし、日々の臨床の中で工夫をしながら治療法を模索した。その結果としてまとまったのが、この「消極的精神療法」なのである。したがって、この精神療法は多種の治療法の寄せ集めという側面があり、決して独創的なものではない。ただ、「消極的精神療法」に特徴があるとすれば、いかに治療者が無理をせずに治療を行えるか、そして、いかに患者の自立を目指した治療を行えるか、という二点に焦点を合わせていることであろう。

二つ目の理由は、昨今の摂食障害治療の風潮に危惧というか、恐れすらを感じるからである。先日、ある学会に出席した際、摂食障害のシンポジウムに参加する機会を得た。そこで発表されていた治療法に、筆者は驚愕した。まさしく声が出ないほど驚き、その場で反論することすらできなかった。こんなことが許されていいのか、というのが筆者の率直な感想であった。そして、さらに驚いたのが、その治療法に疑義を唱える者が誰もいなかったことである。会場の参加者全員が、筆者と同じように驚愕して声も出なかっただけなのか。後でそのシンポジウムに出席していた同僚に聞いてみると、どうもそうではないらしい。むしろ、その治療法が主流になってきているというのである。

その治療法とは、摂食障害の行動療法である。その内容をかいつまんで言うと、次のようであった。

神経性無食欲症で標準体重の五五パーセント以下の重症例は、直ちに医療保護入院にして強制的な行動療法を行う。当初はベッド上安静から開始し、これを守れない者は身体抑制を行う。点滴は行わず、食事を食べるように促す。その際に、好き嫌いは許さず、みなに同じものを食べさせる。体重の増加に伴って、行動制限を少しずつ解除して行く。そして、目標体重に達することができると、退院となる。発表では、平均の入院期間は七カ月になるとのことであった。

このような強制的な行動療法は、患者の激しい抵抗を生むことになる。やせを希求する患者の治療目標に体重を設定すれば、当然のごとく治療抵抗は激しさを増すであろう。そこで、治療に対する抵抗をあらかじめ予測し、強固な治療的枠組みを造ることで対処するのだという。その枠組みは、治療者 - 看護間での対応の統一（どの患者に対しても同じ対応がなされる）と、患者 - 家族関係への徹底した介入によって構築されている。特に家族の心理的な動揺が大きくならないように、家族の面会を週一回に制限する。そして、面会前には必ず担当医が家族に病状説明を行い、患者の抵抗や言動を予測して家族に教育し、家族の動揺を最低限にするように努める。その結果、患者がいくら退院を要求しようとも、体重が目標に達するまで入院は継続されるのである。

さらに、退院後は一年以上の外来通院が強制される（そのため、通院が不可能な他県からの紹介は受けないとのことであった）。以上の条件に同意しない患者（または家族）は、この治療を受けさせてもらえないのだという。

さすがにこれほど徹底した行動療法は、一般的ではないだろう。行動療法に、認知療法や対人関係療法などを組み合わせたものが世の主流なのだと思われる。しかし、シンポジウムでは、この行動療法に好意的な発表者が多かったように感じられた。この点にこそ、重要な問題が存在しているのではないだろうか。

筆者は、この発表を聞いていて、あの有名な「シュレーバー症例」の父親の教育法を思い出した。

シュレーバーの父親は、ドイツの医学および教育界に絶大な影響力を持って指導的役割を果たした、高名な医師兼教育思想家であった。彼の活躍した一九世紀半ばのヨーロッパでは、科学や啓蒙主義の台頭に伴い、唯一、絶対の神の存在が揺らぎ始めていた。神への信仰が薄れつつあるなかで、人々は、生きる指針を教育に求めた。そこでは、神の威光は特定の人間に移され、権威主義的、家父長制的原理が用いられた。つまり、神の代理としての権威を有した父親が、家庭の中で子どもを服従させ、生きる指針を教育することが、社会の要請として求められるようになったのである。この社会の要請を、最も純粋な形で、先鋭化して表現してみせたのが、ダニエル・ゴットリープ・モーリッツ・シュレーバーその人であった。当時の社会から評価され、賞賛を受けたのは、その時代が彼を必要としたからである。

彼は、「魂の真の上品さ」を身につけた「美しい子ども」を育て上げるために、生後五カ月から六カ月の時期から子どもに徹底したしつけを施すことを推奨した。彼は、「癖になっては困るようなことはすべて、子どもに禁じ、子どもから遠ざけよ。そして、身につけなければならないようなことはすべて、子どもに辛抱強くたたき込め」と訴えている。そして、「目標を達成するためのもっとも一般的に必要な条件は子どもの無条件の服従である」と述べ、「もっとも重要なことは、必要なら体罰を使ってでも、子どもがふたたび完全に屈服するまで不服従を押しつぶすことである」と指摘している。さらに彼は、子どもに正しい姿勢を身につけさせる目的で、「体を自由に動かせない器具」まで考案している。そして、「この戦いがなければ勝利はなく、勝利がなければ人生の真の幸福はない」と断言し、この教育法を我が子ダニエル・パウル・シュレーバーにも実践したのだった。シュレーバーの父親は、こうした教育を強いることこそが子どものためであり、子どもへの真の愛情であると信じていたのである。

以上は、モートン・シャッツマンの『魂の殺害者』(1)からの抜粋である。シャッツマンは、「このような教育こそ子どもへの迫害に他ならない」と指摘する。さらに、あからさまな迫害ではなく、教育における「愛という名の迫害」こそ、子どもの「魂を殺害させる」ことに繋がるのだと訴えている。そして、ここで述べられた父親の教育が、後にシュレーバーが精神病に陥る元凶になったのだと結論している。

翻って、摂食障害の治療に目を向けてみよう。彼女らは一般的に、幼少時は「手のかからない育てやすい子だった」とか、「素直なよい子だった」と評されることが多い。「反抗期がみられなかった」と語られることもある。これらの特徴は、元来の彼女らの性質ではない。摂食障害を発症してからの姿が、この対極にあることからもそれが分かるだろう。では、なぜ彼女らは、「手がかからない」「反抗しない」「素直なよい子」だったのか。それは、彼女らの成育歴の中で、「手がかかったり」「反抗したり」「素直でない悪い子」であることを許されなかったからであろう。そして、彼女ら自身もまた、そうした成育歴の中で「素直なよい子」という自己イメージに縛られてきたのである。しかし、青年期に至ると、彼女らは「素直なよい子」のままではいられなくなる。しかし、彼女らは自らの気持ちを率直に表現したり、親の方針に反抗したりする術を知らない。そこで、初めての自己主張が、摂食障害の場合は不食や過食・嘔吐であり、自らが発見した唯一のこころの拠り所がやせた体（または、「やせたボディーイメージ」）なのである。

上述の行動療法は、彼女らの唯一の拠り所であるやせ（「やせたボディーイメージ」）を奪い、初めての自己主張を徹底的に押しつぶす方法ではないだろうか。しかも、治療者と親が結託して、「子どもがふたたび完全に屈服するまで不服従を押しつぶす」のである。その結果として、体重は増えるだろう。しかし、彼女らは自らを主張する手段を失い、こころの拠り所を奪われてしまう。これが果たして、精神科で行われる「こころの治療」であろうか。体は目に見える形で良くなるかもしれないが、「魂は殺害されて」しまうかもしれないのである。

以上が、「摂食障害の消極的精神療法」を世に問おうと思った理由である。特に、二つ目の理由が大きかった。本来であれば、筆者自身がもっと多くの臨床経験を積み重ねてから発表したいと考えていた。しかし、われわれの社会は思った以上に、「こころから目を背ける」時代に向かって流れているようである。本稿が、その流れにわずかでも抗うための端緒になればと切に願う次第である。

最後に、「消極的精神療法」の概要を記して、序章を終えよう。

摂食障害の「消極的精神療法」とは、

1　食行動ややせ願望を積極的に扱わない、

2　体重の目標を設定しない、

3　積極的な栄養補給は行わない、

4　自傷行為や自殺企図を積極的に取り上げない、
5　入院治療はなるべく最小限に留める、
6　深層心理への介入を行わない、
7　治療者は、治療全般に対して受動的な姿勢で臨む、
ことを目標にした精神療法である。

第Ⅰ章　消極的精神療法とは

摂食障害の消極的精神療法について述べる前に、まず消極的精神療法の命名の由来から説明したい。と言っても、別に深い意味があるわけではない。それまで筆者が積極的な精神療法を行ってきた経緯があり[1]、その治療法に行き詰まった結果、積極的な治療を諦め、そうでない精神療法に切り替えたというだけである[2]。つまり、積極的でない精神療法が、すなわち消極的な精神療法だったというわけだ。

では、いったい何が消極的なのか、そしてなぜ消極的になったのか、さらに消極的にすることにどのような意義があるのかについて、以下で順に説明を加えて行きたい。

1 食行動ややせ願望を積極的に扱わない

不食・拒食、過食・嘔吐といった食行動や、体重や体型、やせ願望に関する話題を、面接の主題にしないことである。

不食・拒食、過食・嘔吐といった食行動や、やせ願望に伴う体重減少は、まさに摂食障害の中核的な症状である。中核的な症状を取り上げない治療など、身体疾患の治療では考えられないだろう。しかし、精神疾患においては、ときには中核症状を取り上げないことが必要になるのだ。

では、なぜ摂食障害の治療においては、これらの話題を面接の主題にしない方がよいと言えるのか。その理由を端的にいうと、食行動ややせ願望に関する話題をすればするほど、患者がこの話題から抜け出せなくなるからである。そして、話題だけにとどまらず、不食・拒食、過食・嘔吐や体重減少といった中核的な症状からも抜け出すことができなくなるからである。これは、筆者の臨床上の経験である。

食行動ややせ願望を話題の主題におくことは、取りも直さず食行動ややせ願望に意識を向けることに繋がる。食行動ややせ願望に意識を向けると、そこにいっそう意識が集中するようになる。ただでさえ、摂食障害の患者は食行動ややせに対して強い関心を持っており、常にそのことを考えている。そこに面接で意識を向けさせれば、彼女らはほとんど一日中、食行動ややせのことばかり考えるようになってしまうだろう。その結果として、実際の食行動はますます激しくなり、体重はさらに減少することになってしまうのである。

この現象は、強迫症状の病理と似ているかもしれない。強迫症状、たとえば手洗いをやめようとすればするほど手洗いのことに意識が向いてしまい、その結果として逆に手洗いがさらに増えてしまう。それと同じように、食事を何とか食べようとすればするほどかえって食べることが怖くなったり、過食をやめようとすればするほど食べ物に意識が向いてしまい、結局我慢できずにいつもより激しい過食をしてしまうといった結果になりやすいのである。

主症状を聞きすぎないという対応は、統合失調症なら原則になっているはずだ。精神科医なら誰でも、「妄想を詳しく聞きすぎると、妄想に花を咲かせてしまう」と教わった記憶があるだろう。もちろん、食行動ややせ願望は妄想ではないが、現実感覚を喪失している点では似通った病理を有しているのかもしれない。したがって、面接において、食行動ややせ願望を妄想と同様に慎重に扱うという姿勢は、治療にとってはむしろ有用であると考えられる。

では、食行動ややせ願望についての話題は、面接では一切取り上げないのか。確かに、診断をする際や病態の深さをつかむ際に、ある程度は話題にする必要はあるだろう。また、患者がこれらの話題を話したがっている場合には、受容的な態度で聞くことも必要になるだろう（その場合は、なるべく感情に焦点を当てて聞くことが望ましいと思われる）。つまり、食行動ややせ願望の話題をなるべく主題にしないことが肝要なのであり、話しを聞く場合でも、興味を持って微に入り細に入り聞きすぎないことが必要になるのである。

この辺りの扱い方は、中井の指摘する、妄想に対する面接の仕方が参考になるだろう。

「（サリヴァンは）妄想患者には妄想でなく対人関係を聞きなさいといっている。これは大変重要な助言で、治療的意味があるだけでなく、対人関係を話していると、おのずと妄想がその間に混じってきて、ついには妄想の全貌まで見えてくる。妄想そのものを聞こうとするよりも、妄想を正確に聞き取ることができる。対人関係に関係しない妄想はあってもごく希であって、空想との区別がつかないようなものだからである。さらに対話にふくらみと奥行きとが出てくる。新聞記者のように妄想を聞き取ると、妄想の弱いところが自然に補強されるので、二人で妄想構築をつくることになりかねない」（『中井久夫著作集5巻』(3) 一二五―一二六頁）

上記の文章の「妄想患者」を「摂食障害患者」に、「妄想」を「食行動ややせ願望」に置き換えれば、そのまま面接の仕方が導かれるのではないだろうか。

2　体重の目標を設定しない

外来治療ではもちろんのこと、入院治療においても、体重を治療の目標に設定しないことである。

筆者が体重を治療の目標に置くことに疑問を感じ始めたのは、以前に症例の経過をまとめていたときである。各症例の体重の変化を調べてみると、最低の体重になった時期が、いずれの症例でも（他院での治療も含めて）治療が開始された後だったのである。つまり、治療が開始され、抹消からの点滴や中心静脈栄養が行われていたにもかかわらず、体重はむしろ減少していた。そして、症例によっては、そのことで生命の危機に瀕することさえあったのだ。治療者が身体的な治療に目を向ければ向けるほど、患者はそれに対抗し、体重を減らそうという努力を重ねるのだった。これでは何のために治療しているのか分からないではないか、という疑問が頭をよぎった。

下坂は、すでに一九六一年の論文(4)において、「Anorexia の真相は、『自発的な摂食制限』に他ならぬ。徹底的な拒食は、周囲より強く摂食を強制されたばあいにのみみられるもので、むしろ、非本来的である」（二七頁）と指摘している。つまり、拒食（とそれに伴う体重減少）は、周囲から食べるように強制されたときに起きる症状であり、摂食障害の本来の症状ではないというのである。

これらの事実は、いったい何を意味するのだろうか。

序章でも述べたが、境界例水準の病態にある患者は、幼少から自己主張をすることが少なく、自らは「素直な良い子という自己イメージ」に縛られて成長している。それは、周囲から常に素直な良い子であるように仕向けられてきたからであり、逆に言えば、「反抗的な悪い子」であることが許されない環境にあったからである。しかし、青年期に至ってさまざまな欲動が頭をもたげ始めたとき、そして成人としての自己を形成しなければならなくなったとき、彼女らは「素直な良い子という自己イメージ」を保つことができなくなる。なぜなら、「素直な良い子という自己イメージ」は周囲から押しつけられた仮の姿にすぎず、そこには何の現実感覚も伴われていないからである。素直な良い子として振る舞えなくなった彼女らは、周囲から見捨てられるのではないかという不安を感じ、自らの存在する意味が否定されるのではないかという恐怖感に囚われ始める。そこで彼女らは、見捨てられる不安や果てない自己否定感から逃れるために、一刻の猶予もなく、新たなこころの拠り所を探し出さなければならなくなる。溺れる者は藁をも摑むと言うが、まさに彼女らは何かにすがりつかずにはいられないのだ。摂食障害の場合はその〝藁〟が、「やせたボディーイメージ」であり、体重の減少した現実のやせた体なのである。

摂食障害の身体治療は、患者がすがりついている「やせたボディーイメージ」を否定し、現実のやせた体を奪おうとする行為である。それは、溺れている者から、藁を奪おうとする行為に等しい。いくら藁を握りしめていても、溺れた状況から逃れられるわけではない。溺れた者を救うには、藁の代わりに浮き輪を投げ入れることが必要になるだろう（意外と足の立つ場所で溺れていたり、冷静になれば自力で泳げる場合もあるが）。しかし、それをせずにただ藁を奪おうとすれば、さらに藁にすがりつこうとするのは当たり前の反応なのだ。ただ単に体重を増やそうとする治療は、これと同じことをしているのだということを忘れてはならない。

さらに、「体重という数字」がもつ問題点についても少し付け加えておきたい。確かに、体重は客観的な数字として、誰からみても分かりやすい治療目標になるだろう。しかし、そこには数字のもつ錯覚が潜んでいることを見逃してはならない。体重という数字は、あくまで身体の状態を示す一つの指標にすぎない。体重を回復させることは、身体状態が改善するための一つの目安であり、健康になるための手段の一つにすぎないのだ。したがって、体重が回復しても身体状態が改善していない場合もあるだろうし、もっと言えば、精神状態が悪化したままであるのかもしれないのである。

ところが、体重を治療の目標にすると、体重の達成ばかりに目が行きがちになる。他のことはどうでもよくなって、わかりやすい数字の回復ばかりがクローズアップされ、それだけが治療の目標になってしまう。そうなると、患者も家族も、そしてときには治療者までもが数字の増減に一喜一憂し、本来の問題に目が向かなくなる。すなわち、なぜ体重を減らさなければならなかったのか、そして、どうすれば体重を減らさなくても気持ちが安定するのかという、より根源的な問題がおろそかになってしまうのだ。

余談になるが、以上の問題点は、数字ですべてが判断されてしまう近代社会の病理にまで繋がっているのかもしれない。われわれは、子どもの頃から点数で評価され、社会人になってからも数字の達成度で評価されている。さらに、資本主義社会では「お金という数字」を得るために働き、その数字を増やすことに生き甲斐を感じ、そのこと自体が人生の目標になっていることさえある。貨幣とは本来、何らかの目的を達成するための手段として使用されるのだが、いつの間にか手段自体が目的にすり替わってしまうのだ。

このようにわれわれの社会では、数字で判断し、数字で判断されることが当たり前の状況になっている。体重の数値が目標になる治療は、こうした社会状況の一環として、今後ますます一般的になって行くのであろうか。

3　積極的な栄養補給は行わない

中心静脈栄養による高カロリー輸液や鼻腔栄養といった積極的な栄養補給は、極力行わないことである。

筆者は、かつては中心静脈栄養を積極的に行っていた。特に体重減少が著しい患者に対しては、治療の早期から導入することが多かった。それは、筆者が内科から精神科に移って間もなかったという事情もあったように思う。当時の内科では中心静脈栄養が今よりも積極的に行われていたし、しかも摂食障害の患者では血圧が五〇台とか血糖が四〇台とか、内科では考えられないような〝致死的な数字〟が出現するため、自然と緊急の処置をしてしまったのだ。

しかし、中心静脈栄養による治療は、思ったような効果を上げなかった。高カロリー輸液を行っているのに、むしろ体重が減少する場合さえあった。患者がいっそう食事を摂らなくなり、点滴をトイレでこっそり流し、今まで以上に体を動かしたからである。そのため、身体的な疾患がないにもかかわらず栄養状態は改善しないままで、中心静脈栄養を長期にわたって継続せざるをえなくなった。そして、長期に継続しても、思ったような治療効果は上がらないままだった。治療者と患者の間で、やせをめぐって果てしない綱引きが続けられているかのようだった。

これは、鼻腔栄養についても同様である。筆者は鼻腔栄養はこれまでに一例しか経験がないが、その症例も治療開始後に身体疾患を併発し、身体状態がさらに悪化してしまった。結局、これらの積極的な治療は筆者の経験ではほとんど効果がなく、患者の身体状態が改善したのは、いずれも患者が自ら食事を摂るようになってからであった。

それでも、これらの積極的な治療が行われるのはなぜなのか。それは、治療者側の不安と焦りに原因があるように思う。

拒食や過食・嘔吐、下剤や利尿剤の乱用、そして極端な過活動などによって、摂食障害では、低栄養・脱水状態、低血圧、低血糖、低K血症、肝機能障害や急性腎不全などの多彩な身体状態が出現する。その程度はさまざまであるが、中には致死的な状態を呈する症例も少なからず存在する。

ところで、これらの身体症状は、彼女らの無言のＳＯＳであると考えられる。自らの絶望的な苦しさを、言葉で表現する代わりに身体症状で訴えているのだ。この〝命がけのＳＯＳ〟を突きつけられると、治療者は少なからず動揺する。患者がこのまま死んでしまわないかと不安になり、早くこの状態を脱したいと焦りを覚えるようになる。そこで、なるべく早く身体状態を改善させようとして、中心静脈栄養や鼻腔栄養が選択されるのである。

しかしながら、彼女らが求めているのは、身体状態を改善させることではない。身体状態を改善させることは、こころの拠り所であるやせを奪うだけでなく、体を使ったＳＯＳを使えない状態にすることにも繋がる。そのため彼女らは、身体的な治療に対して徹底的な抵抗を始める。ここから、身体状態を改善させたい治療者と悪化させたままでいたい患者との間で、力比べの綱引きが始まる。この力比べはどちらが勝つか分からないが、どちらが勝つにしても治療にとってはあまり有益にはならない。なぜなら、その綱引きに興じている限り、患者は病的な世界から抜け出せないからだ。

その労力を対人関係の改善や社会復帰に向けることができれば、摂食障害の治療は格段に前進したはずなのだ。そして何より、腕力にまかせた強引な治療は、自らの力で栄養状態を改善させようとする患者自身の意志を薄れさせ、患者の自己治癒力が育まれることを妨げる。治療者にとっても、強引な治療を行わない方がはるかに楽であるのは言うまでもないだろう。力比べの後に残るのは、やるせない徒労感か虚しい自己満足でしかない。

では、身体の治療はどうすべきなのか。筆者は、体を使った命がけのＳＯＳに対しては、なるべく「素っ気のない対応」(5)をするのがいいと思う。素っ気のない対応とは、身体状態の悪化を大げさに扱わない対応である。治療者が大げさに対応すると、患者はそこに自分に注目を向けさせる効果を発見してしまう。そうなると、自分に目を向けてほしくなればなるほど、身体状態を悪化させるための努力が払われる。その結果として、身体的な治療がことさら優先され、精神的な苦しさには目が向けられなくなってしまうのだ。これでは、患者にとっても本末転倒の結末であろう。

そうならないためには、身体状態の悪化には、当初から素っ気ない対応をとることが望ましい。素っ気ない対応とは、具体的には積極的な栄養補給をせず、せいぜい末梢からの点滴に留めることである。採血等の検査の回数も、最小限にすることが望ましいだろう。頻回の検査は、身体状態にいっそう目を向けさせることに繋がるからである。筆者の経験では、かなり悪化した低栄養・脱水状態であっても、末梢からの点滴だけで思いのほか改善がみられることが多い。

こうした対応を続けていれば、患者との間で、身体的な治療をめぐって綱引きをしなければならない状況は少なくなる。しかし、その一方で、消極的な身体治療は、治療者自身の不安感を高めてしまう。このまま身体状態が悪化していかないか、患者が死んでしまわないか心配でたまらなくなるのである。その不安に耐えることが難しければ、身体状態と精神状態の治療を分担し、身体的な治療は内科なり小児科なりにお願いすることも一法であろう。いずれにしてもわれわれは、摂食障害のこころの治療に、なるべく早い段階で専心できる状況を作ることが肝要なのである。

4　自傷行為や自殺企図を積極的に取り上げない

摂食障害の治療経過中に往々にして現れる自傷行為や自殺企図を、治療では積極的に取り上げないことである。

摂食障害の治療経過中に現れる自傷行為や自殺企図には、大きく分けて二つの意味があると考えられる。一つ目は、周囲に対してSOSを求める意味である。

境界例水準にある摂食障害患者には、対人不信感が存在する。これは成育歴において、特に成育の初期段階において形成されたものであろう。対人不信感を根底にもつ彼女らは、他者に対して自分の苦しさをストレートに表現できない。「素直な良い子という自己イメージ」に縛られていればなおさらである。反抗的になったり、陰性感情を表出したり、悪い子として振る舞えば、周囲から見捨てられると感じているからだ。

そこで彼女らは、不食や過食・嘔吐、体重減少といった身体症状によって周囲にSOSのメッセージを発する。しかし、多くの場合、そのメッセージは正確には伝わらない。確かに周囲の者は、体調を心配してくれるかもしれない。だが、心配してもらえるのはあくまで「体」なのだ。周囲の者は彼女らを心配して、食べるように説得する。過食したり嘔吐したりすれば、叱責されることもあるだろう。食行動や身体症状の奥底にある不安や苦しさは理解されず、彼女らは他者に対してより強い不信感を抱くことになる。

こうして食行動や体重減少を通じて発せられるメッセージが周囲に理解されないとき、その延長線として現れる症状が自傷行為や自殺企図である。苦しさを表現する手段としては、これらの症状は食行動や体重減少よりもさらに強いメッセージを含んでいるだろう。そのため、苦しいというメッセージ自体は、確かに周囲の者には伝わる。しかし、メッセージを受け取る側は、自傷行為や自殺企図という事実が重すぎて、多くの場合冷静ではいられなくなる。どのように対処していいか分からず、かといって行動の裏にある感情に目を向ける余裕はない。自傷行為や自殺企図に目が奪われ、二度と繰り返さないように説得や叱責、または懇願が繰り返されることになるだろう。ここでも彼女らのメッセージは、他者には正確には伝わらないのだ。

ここに至って、自傷行為や自殺企図が繰り返されるための、負のスパイラルが形成される。対人不信感を強めた彼女らは、不安感や陰性感情を言葉で伝えることがさらに困難になる。そこで、再び自傷行為や自殺企図によって周囲に助けを求める。周囲の者は、繰り返される自傷行為や自殺企図に辟易として、さらなる強い説得や叱責を行う。そのことによって彼女らは他者に絶望して孤立する。そして、いっそう対人不信感を強めるのである。このスパイラルが繰り返されるにつれ、彼女らの対人不信感はどんどん増幅されて行くことになる。

自傷行為や自殺企図の二つ目の意味は、自分を罰することである。境界例水準にある摂食障害患者の自己否定感は、彼女らが「素直な良い子」を演じられているうちは表面には現われていない。彼女らが青年期を迎えると、今まで通りの「素直な良い子」として、つまり親の期待通りに振る舞う理想の子どもとして生きることが難しくなる。このとき現実の対人関係の中で、自身の中に「悪い自分」や「ダメな自分」を少しでも発見すると、彼女らは「素直な良い子という自己イメージ」通りに生きられないことに気づき、自分はダメな人間だという自己否定感に囚われ始めるのである。

このとき、自己否定感から彼女らを救ってくれるのが、「やせたボディーイメージ」を伴った現実のやせた体である。彼女らはやせを維持できている間だけは、自分が価値のある人間だと思うことができ、自己否定感からかろうじて逃れられている。しかし、過食や身体的治療などによってやせが維持できなくなると、彼女らの自己否定感は顕わになる。そして、自分はダメな人間だという思いが募ると、ダメな自分を罰するために、自傷行為や自殺企図が行われるのである。

ダメな自分を罰するために行われる自傷行為や自殺企図にも、負のスパイラルが形成される。

自傷行為や自殺企図に対して他者から説得や叱責を受けると、自分が否定されたと感じ、さらに自分がダメな存在だと思えてくる。そのことが自己否定感をますます増強させる。そして、増強した自己否定感によって、自傷行為や自殺企図が繰り返されるのである。

以上の二つの負のスパイラルは、自傷行為や自殺企図が繰り返されるための〝車の両輪〟である。二つの負のスパイラルが繰り返されるたびに、患者の対人不信感と自己否定感はますます増強されて行く。そして、増強された対人不信感と自己否定感が、さらなる自傷行為や自殺企図を生むのである。

ところで、この二つの負のスパイラルが回転する際に、その原動力となるのが、自傷行為や自殺企図に対する他者からの説得や叱責である。他者からの説得や叱責によって、患者は他者に絶望するとともに、自分がダメな存在に思えてしまうのだ。実はこの他者の中には、治療者も含まれている。というよりも、最初は親が担っていた役割を、途中からは治療者が担うことが多くなっていないだろうか。特に何度も自傷行為や自殺企図が繰り返されると、「もういい加減にしてくれ」という気持ちにもなるだろう。熱心に対応するほど、失望は大きくなるものだ。そうなると、説得が叱責になり、さらにそれが非難、失望、諦めにまで発展することさえある。言うまでもなく、これらの対応はすべて、二つの負のスパイラルをさらに勢いづかせることになるだろう。

そうならないためには、自傷行為や自殺企図に対して、そもそも説得や叱責を行わないことである。自傷行為や自殺企図に対しては感情や価値観を差し挟まず、当面行うべき処置などを淡々とこなすことが必要であろう。さらに、自傷行為や自殺企図をできるだけおおごとにせず、医学的な見地から必要な情報だけを、本人や家族に伝えるというスタンスを保持することが望ましい。そして、本人の心身の状態が安定するまでは、それ以上は自傷行為や自殺企図には触れないようにしておくのだ。

このような対応が、自傷行為や自殺企図を積極的に取り上げない治療である。その要点は、自傷行為や自殺企図そのものには、極力触れないようにすることである。どのような形であるにせよ、これらを面接の主題として取り上げると、自傷行為や自殺企図に患者自身の意識を向けさせ、常にこれらを考える状態を誘導してしまう。さらに、周囲が自傷行為や自殺企図を大げさに扱うと、患者はそこに自分に注目を向けさせる効果を発見する。そうなると、自分に目を向けてほしくなればなるほど、自傷行為や自殺企図が繰り返されることになるだろう。

ただし、自傷行為や自殺企図を直接取り上げなくても、その背後にある感情を取り上げることは必要になるかもしれない。心身の状態がある程度安定してから、これらの行為に至った気持ちを聞き、それに理解を示したうえで、次に同じ状況になったときは家族や治療者に自分の気持ちを言葉で伝えることを勧める。筆者は、自傷行為や自殺企図が行われた後で、落ち着いて話せる状態になってから、一度だけこの面接を行うようにしている。

彼女らが再び自傷行為や自殺企図を繰り返しても、同様の作業を繰り返す。その間に、もし少しでも苦しさを言葉で表現できたなら、そのことを積極的に評価するのである。こうした対応が、患者の自己否定感と対人不信感を軽減させ、自傷行為や自殺企図からの離脱を可能にするのではないかと考えられる。

5　入院治療はなるべく最小限に留める

治療はできるだけ外来通院で行い、入院治療を行う場合でもなるべく最小限に留めることである。

入院治療をなるべく行わないのには、心身両面の理由がある。まず、身体的な理由であるが、これまで述べてきたように、入院による治療にあまり大きな効果が得られないからである。

身体的な治療を入院の目標にすると、太りたくない患者との間で果てしない綱引きが始まる。体重を目標にするとこの傾向が顕著になることは、先に述べた通りである。しかし、体重以外の目標、たとえば血液検査の正常化を目標にしても、患者の治療抵抗は同じように存在する。血液検査値が正常になれば低栄養・脱水状態が改善され、それはやせの消失に直結するからである。やせ以外のこころの拠り所が見つけられていない状態で、やせを奪おうとするあらゆる行為は、彼女らの激しい抵抗に繋がる。抵抗を受けながら漫然と身体治療を続けることは、摂食障害を慢性化させる扉を開くことになりかねないだろう。

一方、精神的な問題点としては、入院治療によって精神状態がむしろ悪化してしまう可能性が挙げられる。

入院の環境は、摂食障害の患者を依存的な状態に導きやすい。そもそも入院環境では、治療や看護を受けるという意味で、患者は依存的な立場に置かれる。ここから、治療者や看護者に対しての依存関係が始まる。特に、こころの拠り所であった「やせたボディーイメージ」の保持が困難になったときに、「理想的な他者イメージ」にもとづいた対人依存欲求が顕わになりやすい。ところが、「理想的な他者イメージ」をもとにした依存欲求は、現実の対人関係の中では容易には満たされないから、要求は次第にエスカレートして行く。欲求が満たされない状態が続けば、患者は治療者を攻撃し、非難するかもしれない。治療者はこの攻撃や非難に耐えなければならないが、治療者も人間である限りは限界があるだろう。ここから、治療関係が破綻してしまう可能性や、そこまで行かなくとも、入院前よりも治療関係が悪化してしまう可能性が生じるのである。

また、入院環境には、他の患者との人間関係も存在する。特に境界例水準の患者が多数入院しているときには、対人関係のトラブルが起こりやすい。彼女らは、お互いが「理想的な他者イメージ」をもとにした依存関係を求め、それが満たされないと容易に自分が否定されたと感じてしまう。摂食障害の場合は、やせをめぐってライバル関係になり、競い合うこともあるだろう。陰で悪口を言い合ったり、一人の患者がスケープ・ゴートにされ、集団で無視されたり非難されたりすることも起こり得る。これらの経験は、患者の対人不信感や自己否定感を、いっそう強める結果をもたらすであろう。

以上のように、摂食障害の入院治療には、心身両面にわたるマイナス要因が少なからず認められる。そこで筆者は、摂食障害の入院治療は、原則として以下の二つ場合に限るようにしている。

一つ目は、身体状態が極度に悪化した場合である。具体的には、ＢＭＩが一二未満になるような低栄養状態、脱水による急性腎不全状態、カリウム値が二未満になるような、またはｃｐｋ上昇を伴うような低Ｋ血症を示す状態などである。これらの場合でも、原則として身体的な治療は、末梢からの点滴に留める。そして、急性期の状態を脱したら、なるべく早く外来の治療に繋げるように心がける。ただし、命の危険があると判断した場合は、内科に治療を依頼することになる。

二つ目は、自殺の危険性が高い場合である。特に、やせが急速に改善した場合は注意が必要である。見かけは良くなっていても、こころの拠り所を失っているため、自暴自棄な状態に陥りやすいのだ。また、多量服薬をした場合も、ここに含まれる。ただし、身体状態が危険な場合は、意識が戻るまで内科に治療をお願いし、意識が回復した後には、必要なら希死念慮が軽減するまで精神科で入院治療を行う。

いずれの場合も、入院期間はできるだけ短期間に留めることが肝要である。入院時の状態にもよるが、現在は二～四週間の入院期間を目指している（残念ながら、病状の慢性化や家族の受け入れの悪さなどによって、入院が長期化してしまう症例もある）。

なお、以上の二つの場合以外でも、患者自身が「入院して休息したい」「一時的に家を離れたい」「過食ができない環境に身をおきたい」など、自ら目的をもって入院を希望した場合は、入院治療を行うことがある。その際でも、入院期間はなるべく二～四週間に留めるようにしている。最後に、入院中の行動制限についても述べておきたい。現在筆者は、摂食障害患者の行動制限は、希死念慮が強い場合と本人が希望する場合以外は行っていない。それは、以下のような経験があったからである。

かつて筆者は、過食・嘔吐が激しい患者に対して、入院中に行動制限を行っていたことがあった。と言っても、当初は病棟の外で買い物ができないように、病棟からの外出を制限しただけであった。こうした条件の中で、ある摂食障害の患者が、次のような状態を呈するようになっていった。過食するための食べ物を確保できなくなった彼女は、まず家族に差し入れを持ってこさせようとした。しかし、それが叶わないと知ると、彼女は盗食を始めたのである。盗食は次第にエスカレートして行き、彼女は他患から盗食を疑われるようになった。やがて皆に知られ始め、ついには公然の事実になった。彼女は他患たちから攻められ、孤立していった。そのことが過食の欲求を膨らませ、彼女をさらなる盗食に走らせたのであった。

困り果てた筆者は、家族とも相談して、彼女に保護室に入ってもらうことにした。そうすれば他患から攻められることもなくなり、同時に過食もできなくなると考えたからである。しかし、その考えは甘かった。彼女は高熱を発し、重症感染症となって内科的な治療受けなければならなくなった。後で分かったことだが、彼女は食事を嘔吐し、吐物をひそかにベッドの下に隠し、それを再び過食に使っていたのだ。過食にかけるその凄まじい執念に、筆者は圧倒された。そして、行動制限によって過食をコントロールしようとすることには限界があると、身にしみて知らされたのだった。

それ以降筆者は、摂食障害の治療に行動制限を用いなくなった。もし、病棟で盗食が問題になった際は、治療継続より退院を考えてもらうようにしている。その方が問題がこじれないし、思いのほか退院後の精神状態も悪くならないからである。

6　深層心理への介入を行わない

治療経過中に、患者の深層心理への介入をなるべく避けることである。筆者がこのように考えるようになったのは、やはり臨床上の経験からである。

筆者はもともと精神病理学に興味があり、精神分析学の勉強も行っていたから、当然のように患者の無意識に目を向けることが重要だと考えていた。患者の症状の意味を理解し、病態を解明することが、直接治療に繋がるのだと信じていた。そのため、面接では患者の深層心理を理解するように務め、患者自身にも、自らの深層心理に目を向けるように促していた。

しかし、あるとき摂食障害の患者の面接をしていて、次のような経験をすることがあった。その患者は、過食・嘔吐といった食行動はそれほど激しくない代わりに、自殺企図や不穏・興奮状態、または昏迷状態などを繰り返し、なかなか精神状態が安定しなかった。面接では、そうした行動の背後にある気持ちを、折りに触れて言語化できるように促していた。その日の面接でも、行動化が繰り返された際の彼女の気持ちを聞いていた。そのとき突然、彼女は大声をあげて泣き出し、「診察を受けることが苦しい」と訴えたのだった。筆者は、それほど深い問題を扱っていると思っていなかったため、非常に驚いたことを覚えている。そして、自分が予想外に侵襲的な面接をしていたことを反省し、以後その患者に対しては、表面的な話題だけを淡々と繰り返すことにしたのである。

その後の経過に、再び筆者は驚かされた。それまで繰り返されていた激しい症状が陰を潜めるようになり、精神状態は次第に安定していった。彼女はアルバイトを始め、悩みを抱えながらも仕事が続けられるようになった。そして、通院の間隔が徐々に長くなり、いつの間にか治療が終了したのだった。

この経験は、筆者に非常に強い印象を残した。筆者はいったい、何をしていたのだろうか。筆者の面接は、彼女を混乱させ、不安定にしていただけだったのか。そう思いたくはなかったが、治療経過から冷静に判断すると、少なくとも彼女が望む治療を行っていなかったことは確かなようだった。

ここから筆者は、無意識に介入する治療について考えるようになった。

一般的に医学は、症状を起こしている原因を探り出し、その原因を取り除くことによって症状を改善させようとする。これは精神医学においても同様である。精神症状が生じるのには原因があり、精神症状を改善させるためにはその原因を探らなければならない。この方法論によって生まれたのが、精神分析である。精神分析はその原因を探索する領域を無意識にまで広げ、それまで治療の対象にならなかった精神疾患を治療可能な対象に招き入れることに成功した。その功績は、確かに大きかったであろう。

しかし、精神分析が世界に広まるにつれ、思ったような治療成果が上がらないことも指摘されるようになった。特に精神分析が一時期大流行した米国では失望感が広がり、その経験がもとになって、精神科領域におけるＥＢＭの隆盛や、現在の認知行動療法の繁栄がもたらされたことは周知の通りである。

では、精神分析はなぜ、期待されたような治療効果を上げられなかったのだろうか。その最も重要な理由は、精神分析が無意識を扱うからであろう。無意識を扱うことが原因になる理由を述べる前に、そもそも、無意識とはどのようにして生じるのかを考えてみよう。それは、自我の形成と密接に関わっている。

個人の成育史において、自我が形成されるまでの最初期の体験は、意識され、理解されることはない。それまでに存在していた欲望やそれを呼び起こす経験の記憶が、他者からの禁止によって無意識へと抑圧させられるからである。一方で、禁止を受け入れることによって個人は初めて社会の掟に参画できるのであり、その結果として、社会的存在としての自我が成立するのである。

しかし、無意識へと追いやられたものは消滅したわけではなく、無意識のうちに残存し続けている。そして、無意識の中にあるものは、その成り立ちからの性質上、意識できないものであるからこそコントロールすることができず、個人の精神を揺り動かし、行動までも支配してしまう。さらに、意識されない欲望は自我に承認されないまま、代理満足としてさまざまな症状を生むことになるのである。

そこで、精神分析では、抑圧された無意識の欲望、正確に言えば欲望を喚起させる無意識の記憶を探り出し、その記憶を意識化させることを目指した。そして、無意識の中にあって個人の精神や行動を支配していた記憶は、それが本人の理解されるものになれば、その記憶の支配から自我は自由となり、代理満足としてのさまざまな症状も消失するのであった。

ところが、実際の診療場面において、個人の無意識を分析し、症状の原因を探り出し、それを本人が理解することは非常に難しいことだった。なぜなら無意識の記憶は、そもそも自我が成立するために禁止され、抑圧された記憶だったからだ。それまでに存在していた欲望やそれを呼び起こす経験の記憶を抑圧することによって、初めて自我は存在することが可能になっている。したがって、無意識の記憶を意識化すれば、形成されてきた基盤を失って、自我が崩壊してしまう可能性が存在するのだ。そのため、精神分析の治療では、無意識の記憶を意識化しないように、患者の強い抵抗が生じるのである。

以上の精神分析の説明をごく単純に言えば、こうなるだろう。人は誰しも自分の認めたくない面、自分が嫌な面を持っている。今の自分は、この認めたくない嫌な面を見ないようにして成り立っている。しかし、この認めたくない嫌な面は他人からは明らかに見えるので、対人関係においてさまざまな問題点を生じさせる。精神分析とは、この認めたくない嫌な面を白日の下に晒し、本人に認めさせる治療だと言えるだろう。ところが、本人はこの認めたくない嫌な面が存在しないことを前提として生活してきたため、今さらそれを認めろと言われてもとてもできないのである。

この説明を、冒頭に述べた症例に当てはめてみよう。筆者は、彼女が繰り返す自殺企図や不穏・興奮状態、または昏迷状態などの症状を消失させようと、症状の背後にある彼女の気持ちを言語化し、彼女の無意識にある問題点を探り出そうとしていた。それは彼女に、自分の認めたくない面、自分の嫌な面を見せつけようとする行為に等しかった。だからこそ彼女は、「診察を受けることが苦しい」と訴えたのである。行動化が繰り返されたのは、自分の認めたくない嫌な面を探らないでほしいという、彼女の〝無言の抵抗〟だったのかもしれない。

一方で、患者の無意識にあるさまざまな問題点を、治療者が理解しようとする姿勢は必要である。何が問題であるか理解できていなければ、そもそも何をしていいのか、何をしてはいけないのかさえ分からないであろう。しかし、ここからが精神科の特徴的なところであるが、問題が理解できたからといって、それを患者にただ示せばいいという訳にはいかない。それは、患者が最も認めたくなかった問題だからである。体の病気のように、患者自身が客観的に見つめることができないのだ。ましてや、その問題を無理に認めさせようとすれば、激しい抵抗が生じるのは明らかであろう。治療において、深層心理への介入を行わない消極的な対応を目指すのは、この意味においてなのである。

では、患者の無意識にある問題点を、理解し、認めてもらう方法はないのか。筆者は、その方法はあると思う。それは、患者にその問題とは別の面で自信をつけ、自尊心を育んでもらうことである。

たとえば、摂食障害の患者に、幼少期に母親との関係で問題があったと仮定しよう。彼女は、自分が母親から愛されて来なかった、必要とされる存在ではなかったという無意識の記憶を持っていたとする。この記憶の存在を認めることは、彼女の存在基盤自体を根底から揺るがしてしまう。自分が母親から愛されず、必要とされない存在であったことを意識化することなど、誰であっても簡単にはできることではない。この問題を直接扱っている限り、治療は激しい抵抗を生むだけで、いっこうに進展しないだろう。

もし、治療が進展するとすれば、彼女が母親以外との対人関係で、他者から愛され、必要とされる体験を重ねることである。その際に、母親との関係の記憶が何度でも蘇るだろうが、それは敢えて意識化しないことが必要になる。意識化してしまえば、不安感や恐怖感が呼び起こされ、他者との関係が結べなくなるからである。

ただし、意識化しなくても、新たな対人関係の多くは上手く行かず、失敗を繰り返すことになるだろう。それまでの彼女に、対人関係における成功体験が乏しいからである。しかし、わずかな成功であっても、それを積み重ねて行けば、やがて他者から愛され、必要とされる関係を作れるかもしれない。そのとき初めて、自分は人から愛されてもいい、必要とされてもいい人間なのだと認識できる。それはやがて自尊心となり、自我の基盤になって行くだろう。こうして他者との関係に自信が芽生えるようになって、言い方を換えれば、母親以外との対人関係に自信が芽生えるようになって、初めて母親との関係に目を向けられる可能性が開かれるのである。

附言しておくと、冒頭の症例で治療が進展したのは、筆者が面接で表面的な話題を淡々と繰り返したからではない。彼女が面接の中で、泣きながら「診察を受けることが苦しい」と訴えることができたからである。そして、筆者を驚かせ、以後の面接の方針を自分の望むものに変えさせられたからである（もっと言えば、筆者の治療に対する考え方自体を根本から変えさせたからである。患者が良くなっているときは、往々にして治療者も変化しているものだ）。そのことによって、彼女は自分の気持ちを表出することの必要性を認識し、さらには、自分の言動に対して少なからぬ自信を得たのではないだろうか。その自信が彼女を支え、以降の社会参加に彼女を導いたのではないかと考えられる。

この時点で彼女が、自分の問題点に気づいていたかどうかは、診察で確認していないので定かではない。いや、この時点では恐らく気づいていなかっただろう。彼女が自身の問題点に気づけたとすれば、それは社会の中で生きて行く自信をつけ、自らの自尊心を育むことができた後だと思われる。そのとき彼女は、すでに治療者の前には存在せず、病院とは何の関係もない生活を送っているはずなのだ。

7 治療者は、治療全般に対して受動的な姿勢で臨む

さて、以上で述べてきた内容だけではなく、筆者は治療全般に対して、受動的な態度で臨むことが重要であると考えている。それは、以下のような四つの理由に拠っている。

一つ目は、治療者の不安感や焦燥感によって、積極的な治療が行われることを回避するためである。

積極的な身体治療のところでも述べたが、積極的な治療は、往々にして治療者の不安感や焦燥感を解消するために行われている。不食・拒食、過食・嘔吐、体重減少、自傷行為、自殺企図など、摂食障害の患者が示す症状の背後には、患者自身の不安感が存在している。不安感を背後に持つ症状を突きつけられると、治療者の方が不安感を抱くようになる（その分、患者の負担が減るのであるが）。そこで治療者は自分の不安感を何とかしようと焦って、積極的な治療を行うのである。つまり、患者のためでなく、自分自身のために積極的な治療をしがちになるのだ。

これは、消極的な治療を実践してみるとよく分かる。状態を見守ることが大切であると分かっていても、何もせずにいると、とてつもなく不安になるものである。その不安感に耐えるのは、並大抵のことではない。よく家族に対して、「少し距離をとって、患者さんを見守っていてください」などと説明することがあるが、実は、それはとても苦しく困難なことなのだ。自分が行ってみると、しみじみとそう実感できる。それくらい、不安感を抱えながら見守ることは難しいことなのである。したがって、積極的な治療を行っている際には、自分の不安感を解消させるためではないかと、常に自問自答することが必要である。

二つ目は、治療者の欲望によって、積極的な治療が行われることを回避するためである。治療者の欲望というと分かりにくいが、要するに治療の腕を上げたいとか、他人にはできない治療がしたいとか、そのことによって周囲から認められたいとか、有名になりたいなどといった欲望である。このような欲望に突き動かされると、治療は自ずから積極的なものに変わって行くだろう。

一方で、これらの欲望は、治療者の治療意欲に繋がるためある程度は必要なものである。しかし、欲望が度を超すと、誰のために治療を行っているのか分からなくなってしまう。患者側からすれば、治療者が自らの欲望を満たすために治療を行っているようにしか見えなくなってくる。これが治療抵抗に繋がり、治療関係がこじれてしまう場合もあるのだ。注意が必要なのは、治療者の欲望の存在は、患者側からは明らかに分かっても治療者自身からは気づきにくいということである。積極的な治療を行っているのに病状が改善しない、またはさらに悪化して行くときには、自らの欲望によって治療を行っていないかを、いま一度顧みてみることが必要になるだろう。

三つ目は、積極的な治療によって、治療者が消耗してしまわないためである。

序章でも述べたが、積極的な精神療法を行う治療者が、近年の患者の増加に伴って、疲弊し、消耗し、燃え尽きてしまい、精神療法家として挫折してしまうことを危惧するからである。特に、摂食障害をはじめ、境界例や境界例と同様の病態水準にある患者の治療に当たる機会の多い治療者に、この傾向が強いと思われる。

筆者自身も、若い頃は積極的な治療を行ってきた。それは診療経験を積むうえで、ある程度は必要なことなのかもしれない。しかし、患者が退行し、依存し、治療者を巻き込んで治療の場を混乱させる状況に何度も直面し、しかもこうした患者が何人も重なると、その重苦しさに耐えきれなくなるものだ。筆者は何度も自分の治療に限界を感じ、新たな治療法を模索する必要に迫られた。そこでたどり着いたのが、この消極的精神療法なのである。その内容は次章で述べるが、消極的精神療法の特徴として、治療者が消耗しないことに重点が置かれているのはそのためである。

最後の四つ目の理由は、最も重要なものである。積極的な治療が、自己治癒力を発揮する機会を奪い、患者が自らの力で回復して行く過程を妨げるからである。

積極的な治療は、治療者主導になりやすい。治療者が方針を考え、指示し、患者はそれに従う。身体的な治療の場合は、治療者の方針が的確で、患者がその方針に協力して治療を受ければ、確かに治療効果が上がるかもしれない。しかし、精神的な治療においては、この治療方法ではいったん症状が治まることはあっても、根本的には何の改善も得られないのである。

それはなぜか。患者の多くがそうであるが、特に境界例水準にある患者は、自分がどういう人間であるのかが分からなくなっているからである。「素直な良い子という自己イメージ」を親から与えられてきたものの、青年期には自分の中にそうでない面がたくさん見つかる。良い子でないとすると、何の取り柄もないダメな人間なのか。もがいてようやく見つけた自分の取り柄が、やせであったのが摂食障害の患者である。しかし、それも確かな支えにはなりそうにない。より確かな支えを見つけるためには、家族や身近な集団、そして社会の中で、自分の存在意義を見つける必要がある。その過程で、自分にはどのような特徴があるのかを、周囲との関係性の中で確かめなければならない。つまり、社会の中で存在意義を見出し、その過程で自分の特徴を理解することが、彼女たちの安定に繋がり、根本的な治療にも繋がるのだ。

それを実践して行くためには、治療者から指示されていることだけをやっていてはダメである。そもそも彼女らは、親の言うことに従うだけだったのではないか。その結果として、自分が分からなくなっているのではないのか。もし、そうであるなら、治療者の指示に従うだけの治療は、過去の親との関係の反復にすぎなくなる。それでは、何の改善も得られないだろう。

そこで必要になるのが、患者の自己主張である。病気の症状は、すでにその始まりである。せっかく出てきた自己主張の萌芽である症状を、無理矢理なくしてしまう対応は愚の骨頂だ。症状として出てきた歪んだ自己主張を、いかに普通の自己主張に変えて行くかが最初の治療的な対応である。そのためには、症状としての自己主張は受け入れないが、言葉としての自己主張は受け入れるという周囲の対応が必要になる。そして、もし言葉としての自己主張がみられるようになれば、それを評価し、その内容に対しての助言や援助を行うことが患者の主体性を回復させるのである。

ここから先の治療については、次章に譲ろう。ただ、ここでもう一度確認しておきたいのは、患者が自己治癒力を発揮し、自らの力で回復する過程を援助することが、精神科の治療においては根本的に必要になるということだ。消極的な精神療法の最も重要な意義は、まさにそこに存在するのである。

第Ⅱ章　消極的精神療法の実際

前章では、なぜ消極的精神療法が必要なのかを、積極的な精神療法の問題点から説明してきた。この章では、消極的精神療法が実際にはどのように行われるかについて、なるべく具体的に述べようと思う。

消極的精神療法の実際を説明するに当たっては、その対応と経過を、初診時、治療初期、治療中期、治療後期に分けて説明することとした。全例がこのような経過をたどるわけではないが、治療全体の流れを理解してもらうために、あえてロードマップのような形式にして述べてみたのである。

ところで、消極的というのは何もしないという意味ではないので、消極的精神療法においても力点を置くことはいくつかある。その点に限って言えば、〝積極的〟なのかもしれない。しかし、全体的にみれば治療者の関与は消極的であり、治療にかかる時間や労力は少なくて済むはずだ。そして、治療によって得られる効果は、決して小さくないはずである。

1　初診時

(1)　初診時に理解すること

最初から恐縮であるが、実は初診時の診察はあまり消極的ではない。むしろ、時間をかけてしっかり話しを聞くようにしている。そうしないと、後々の診察でかえって無用な時間を要することになるからだ。

ただし、初診ですべてを理解する必要はないし、また理解することもできないだろう。筆者は、初診の目的は大きく分けて二つあると考えている。一つは、患者が自分の状態をどう捉え、それをどうしてほしいと思っているのかを理解すること、もう一つは、患者の病態の深さを理解することである。

患者自身が何を問題だと思っているか

まず、患者が自分の状態をどう捉え、それをどうしてほしいと思っているかは、治療の導入の方向を決めるために大切な情報である。精神科の治療では、患者の病気に対して、患者自身が問題だと思っていることと、家族が問題だと思っていることと、治療者が問題だと思っていることが、それぞれ異なる場合がある。初診では、このズレが最も大きいだろう。

たとえば、患者は「過食さえとめてくれれば、他には問題がない」と思っており、母親は「過食は、本人のわがままだ」と思っており、治療者は「過食は、母親の愛情が得られない代償として行われている」と思っていたとする。ここで、治療者の考えを患者や家族に強要すれば、治療は初診の段階で途絶えてしまうだろう。患者には患者の、母親には母親の治療に対する抵抗があり、その抵抗は、その時点で彼女らのこころを安定させるために必要なものだからだ。

したがって、初診の時点では、患者に近い立場から治療を始めることが必要になるだろう。上述の例であれば、「過食はストレスを解消させるために行われる面があるので、過食を減らすためには、ストレス自体を軽減させることが必要になります。そのために、面接で話しをしたり、安定剤を使ったりしながら治療を行ってみたらどうでしょう」などと説明して、治療を開始するのである。

次に、患者の病態の深さを理解することであるが、これは非言語的な情報と言語的な情報の両面から行う。

非言語と言語の両面から病態をみる

非言語的な情報とは、患者の外観（やせの程度、皮膚の荒れや乾燥、顔の色つや、顔のこわりなど）や表情の硬さまたは豊かさ、声の大きさや調子、手の震え等を含めた全体の雰囲気である。病態の深さを患者の全体の雰囲気から判断することは、精神疾患一般で行われていることである。「統合失調症らしさ」とか、「典型的なうつ病らしさ」などと表現されるものだ。この点については、摂食障害も他の精神疾患と同じように、「精神病に近いレベル」とか「境界例レベルにある」とか、「神経症または軽症レベル」などと判断されるであろう。ただ、こうした判断の技術は診療経験によって培われて行くものであるので、ここでは詳しくは述べない。

病態の深さに加えて、摂食障害の場合は、身体状態も患者の外観から判断できる。やせの程度、皮膚の荒れや乾燥、顔の色つやなどから判断される身体状態の理解度は、慣れれば血液検査での理解度と遜色ない程度になるだろう。今は少なくなったが、拒食を徹底した患者の外観は、一目見ればすぐにそれと分かるものだった。やせ方が一種独特なのだ。骨の上に筋肉と皮膚が付き、脂肪はほとんど見当たらない。青白い皮膚からは筋肉の線維までが見えそうであり、こんな栄養状態でよく動けるものだといぶかしくなるほどであるが、それでいて、患者自身は一種の凛としたたずまいを保っているのだ。その姿は、まるで修行者のような印象を抱かせた。最近は過食・嘔吐が主流になったせいか、極端なやせを呈する患者が少なくなっており、外観だけで診断をつけることは難しくなっている。それでも、やせが進めば、身体状態の悪化は外観に端的に現れるものだ。

一方、言語的な情報は、会話によって得られるものである。診察の際には、発症前後から現在までの経過を、ストーリーとして聞くことが重要である。経過を微に入り細に入り聞く必要はないが、全体の流れが追えるかどうかを確かめるように尋ねる。その結果、ストーリーに淀みや違和感がなく、経過がよく理解できれば、患者は軽症であると判断される。たとえ症状自体は重くても、「これだけのことが重なれば、生きる意欲が失われても当然だ」とか、「苦しさやつらさがよく伝わってくる」とかであれば、病態のレベルは浅いことが多いのである。

反対に、ストーリーに違和感や断絶がある場合は、重症だと判断される。ストーリーに違和感があるとは、経過が不自然で、なぜそのような結果になるかが理解できにくいことをいう。話しを聞いて疑問に思ったことを尋ねても、その答えに得心がいかない。「なるほど、そういうことですか」と言いにくいのである。ストーリーの断絶とは、大した誘因がなくても唐突に状態が悪化したり、経過と症状の関係が理解しにくいものをいう。しかも、こうした断絶に対して、患者自身が語る言葉を持っていないのである。

これらの場合はいずれも、診察後に違和感が残り、しかも患者の苦しさに共感ができないという特徴がある。たとえば、家族からはいつもと変わらないように見えていたのに、突然自殺を図ったとか、急に周囲の言動に恐怖を感じて人と関わらなくなったという経過があれば、通常は理解できない経過の溝には本人なりの苦悩が存在しているだろう。その苦悩が語られない場合、または本人自身にも理解できていない場合は、本人の中に深い病理が存在している可能性が高いのである。病態の深さの判断は、その後の経過予測と治療方針にとって、重要な意味を持つことになるだろう。

さて、以上の二つの主要な目的の他にも、初診で理解しておいた方がよいことを簡単に述べておきたい。

受診に至るまでと受信歴

まず、発症から受診に至るまでの期間と、これまでの受診歴である。

一般的に言われているように、発症から受診までの期間が短いほど回復が容易になる。筆者の経験では、発症から一年以内であれば寛解に至る可能性は高くなる。二、三年でも、経過はそれほど悪くない印象があるが、五年を過ぎると改善が容易ではなくなる。さらに一〇年以上経っていると、病状自体がほとんど動かなくなっているように思える（その中には、何かの機会を得て、突然改善に向かう例もあるが）。

受診歴については、患者が多くの病院を渡り歩いているほど、治療がやりにくいように感じられる。これは、摂食障害の治療方法が病院によって、またはそれぞれの主治医によって異なることから生じているのであろう。その結果、患者の経過にはいろいろな医者の〝手垢〟がついており、また患者自身も治療経験を重ねるうちに、治療に抵抗するための〝熟練の技〟を身につけている。そのために、初回の治療例に比べて、治療がスムーズに進まなくなるのだ。

転院してきた患者には、前医の治療に対する評価を聞くようにしている。どのような点が良かったのか、または悪かったのかを簡単に尋ねるのである。これはもちろん、前医のダメなところを聞いて、優越感に浸るためではない。人の悪口を聞けば気分は悪くないだろうが、あまり喜んでしまうと、患者から過大な要求を突きつけられる端緒になりかねない。そうではなく、前医に対しての悪い評価は、患者自身が望んでいることを表現していると考えられるのである。「本当はこうしてほしかったのに、そうしてくれなかった」という意味で、前医を批判しているのだ。たとえば、「前の先生はちっとも話しを聞いてくれずに、薬ばかり処方していた」という批判には、今度の治療では「もっと話しを聞いてほしい」という情報と、「薬はあまり飲みたくない」という情報が含まれている。実際にその通りにするかどうかは別として、これは治療の方向を検討するうえで重要な情報になるだろう。

治療抵抗の程度

次に、患者の治療抵抗の程度である。

摂食障害の患者にも、他の精神疾患と同様に治療抵抗が存在する。体重ややせた体型に強いこだわりを持ち、やせだけがこころの拠り所になっているような患者は、特に治療抵抗が強いだろう。彼女らは、そもそも治療を望んでいないかもしれない。家族や周囲に説得されて、いやいや受診しているかもしれないのだ。

そのような場合、治療の導入はなかなか難しい。家族の同意を得て強制的な治療を行うことはできるが、筆者の経験では、その後の治療がかなり大変になる。治療を受け入れるかどうかをめぐって、治療者と患者の間で果てしのない綱引きが続けられる可能性があるからだ。この綱引きは、患者の訴えになまじっか現実味があるために、説得が難しいという面がある。統合失調症の幻覚・妄想のように、距離を取って聞き流すことができないのだ。

身体状態にもよるが、治療抵抗があまり強い場合は、無理な導入は行わない方が無難であろう。その際に、患者と口論になったり、突き放すような対応をしては元も子もない。そこで、治療者が考える問題点とその対処法を提示しておき、状態が悪化したら、または治療を受けたくなったらいつでも受診するように説明して、いったん治療を終結させることも一つの方法である。消極的精神療法を試すようになってから、筆者は専らこのように対処することにしている。

その結果として、しばらく時間をおいてから再受診してくる患者もいる。治療抵抗の強い患者であっても、実は本心では治療を望んでいる面があるのだ。治療に激しく抵抗したある患者は、体力がかなり回復してから「初診のときは、本当はすごく苦しくて何とかしてほしかったけど、そのときは言えなかった」と話してくれたことがある。さまざまな条件が整いさえすれば、患者は、主体的に治療を受けようとする気持ちをどこかで持っているものだ。そのことを、治療者は覚えておく必要があるだろう。

(2)　初診時の説明と処方

診断基準は用いない

治療を開始するにあたって、摂食障害という病気についての説明をしなければならない。何らかの診断基準に基づいた説明をすることが一般的であろうが、それだとどうしてもやせ率や体重、不食・拒食、過食・嘔吐などの食行動の話題が中心になる。そして、それがそのまま治療の目標になりやすい。前章で述べたように、消極的精神療法では、食行動ややせ願望を積極的に扱わず、体重も治療の目標にしないから、病気の説明の段階から一般的な診断基準は用いないようにしている。

では、どのような説明を行うのか。筆者は、初診での説明を次のように行っている。まず、患者に「一日のうちで、食事や体重のことを考えている割合は何パーセントくらいですか」と尋ねてみる。するとたいていは、八〇パーセントとか九〇パーセントという答えが返ってくる。中には「ほとんど一〇〇パーセントです」と答える患者もいる。そこで、「摂食障害とは、一日のうちでほとんどの時間を食事や体重のことばかり考え続けている病気です」と説明する。これだと、食行動ややせ願望について触れずに済むし、体重も気にする必要がない。こんな曖昧な説明でいいのかという反論が返って来そうであるが、この説明で納得しない患者や家族はほとんどいない。今は摂食障害という疾患が一般的に知られるようになり、ネット上では摂食障害の診断基準を始めとした情報が氾濫している。そのため、彼女らは、外来を訪れた時点ですでに自分たちで「診断」をつけていることが多い。診察では、自分たちの診断を確認する程度に考えているのではないだろうか。

治療について

次に、治療についての説明を行う。その説明も、なるべく簡単なものにしている。「病気が良くなるとは、食事や体重のことを考える割合が減って行くことです。九〇パーセントが七〇パーセントになり五〇パーセントに減って行けば、そのとき摂食障害はかなり良くなっているでしょう。さらに三〇パーセントになり一〇パーセントになれば、それは他の人とほとんど変わりません。つまり、摂食障害が治ったということです」と説明する。

では、食事や体重のことを考える割合を、減らすためにはどうするのか。食行動や体重に極端なこだわりを持つ彼女らが、食事や体重のことを考えないようにするのは容易ではない。考えないようにすればするほど、逆に頭の中は食事や体重のことで満たされていってしまうだろう。以前にも指摘したが、これは強迫の病理と共通している。手を洗おうとするのをやめようとすればするほど洗浄が激しくなり、確認をやめようとすればするほど、確認がとまらなくなってしまうのと同じなのである。

したがって、大事なのは、食行動や体重に目を向ける機会を減らすことである。ここで、目を向けないように努力すれば、やはりかえって目を向けることになってしまうだろう。そうではなくて、食事や体重以外のことに目を向けることが必要なのだ。患者には、「食事や体重の割合が減るとは、食事や体重で一杯になっている頭の中で、それ以外のことを考える割合が増えて行くことです」と説明している。もちろん、そう説明したからといって、簡単に食事や体重以外のことを考えられるようなるわけではない。患者が食事や体重のことばかり考えているのは、食事や体重のことを考えざるをえない理由があるのだ。

しかし、消極的精神療法における治療の目標は、食行動や体重を改善させることにはない。そのため治療経過において、患者の意識を食事や体重以外に向けて行かなければならない。とりあえず初診の段階では、今後の治療では食事や体重を目標にしないことを理解しておいてもらえばいいだろう。

症状の経過について

予想される治療経過についても、簡単に説明を行う。食行動ややせへのこだわりが減って行くにつれ、患者には（母親を中心とした）家族への攻撃性や依存欲求がみられるようになる。家族からすれば、患者の状態が悪くなったように見えるが、「これは良くなって行くためには避けては通れない経過なので、心配しないでほしい」とあらかじめ説明しておくことが必要である。一方、患者本人には、「治療の最終的な目標は、あなたが自立して行くことです」と話し、いつの時期においても患者が「主役」であること、治療者は患者が自立して行くために「援助」を行う存在であることを付け加える(1)。

最後に、摂食障害の症状についても説明を行う。患者や家族は、当然のことながら症状を良くしてもらおうと思って受診する。しかし、残念ながら、症状が消失するのは経過の最後である。

以前に、摂食障害のやせへのこだわりは、溺れる者が摑む〝藁〟のようなものだと述べたことがあった。やせという藁を握りしめていないと、摂食障害の患者は生きた心地がしないのだ。藁を手放せるのは、溺れている者が溺れる恐怖から逃れられ、岸を発見し、岸に上がり、自分の無事を確認してからである。摂食障害の患者も、食行動ややせへのこだわりが減って体力が回復し、家族関係が修復され、社会に参加し、そこで何とか生活できる自信がついて、はじめて食行動ややせへのこだわりが消失するのだ。

もちろん経過中に症状が軽減することもあるが、家族関係が混乱したり、社会参加に失敗した際に、症状が悪化したり再燃したりすることはよく認められることである。そこで、「症状は軽くなったり、時には重くなったりしますが、消失するのは残念ながら経過の最後です」と話すようにしている。そのときに溺れる者の藁の話しをしてもいいし、中井が統合失調症の妄想の説明で用いている、「妄想はかさぶたのように自然に要らなくなって落ちるのでなければならない」(『中井久夫著作集４巻』[2]五六頁）という表現を、摂食障害の症状に応用するのもいいだろう。

薬物の処方について

薬の処方についても、簡単に述べておこう。

筆者は、摂食障害という疾患に対して決まった処方は行っていない。これは精神疾患に特徴的なことであると思われるが、診断と処方が直結しないのである。この考え方には賛否があるだろう。しかし、神経薬理学が仮説に基づいて疾患における薬物動態を説明している以上、診断と処方が直結しない方法があっても問題はないものと考えられる。

では、何を判断の基準にして処方を行うのか。筆者は、症状に焦点を当て、さらに患者の病態の深さに合わせて薬を処方している。

症状に焦点を当てるとは、たとえば、不安感には抗不安薬、うつ状態には抗うつ薬、幻覚・妄想には抗精神病薬、不眠には睡眠薬といった具合である。摂食障害でも、これらの症状があれば、それに対して処方を行えばいい。ところが、摂食障害の主症状である不食・拒食、過食・嘔吐といった食行動や、やせや体重に対するこだわりに対して直接効果がある薬はない。そこで、これらの症状の背後にあると考えられる不安・焦燥感、いらいら感、恐怖感などに対して処方を行うのである。

その際に、病態の深さの判断が、薬物の選択に重要な役割を果たす。初診の診察によって得られた「精神病に近いレベル」、「境界例レベル」、「神経症レベル」という判断である。病態が深ければ抗精神病薬が中心になるし、浅ければ抗不安薬が中心になるだろう。また、同じ抑うつ状態でも、病態が深ければ意欲を出す作用のある非定型抗精神病薬になるし、病態が浅ければ三環系抗うつ薬からＳＳＲＩなどが使用されるだろう。

以上のような基準で薬を選択するのであるが、筆者が初診で処方を行う際には、状態が逼迫している場合を除いて、多少軽めの処方から始めるようにしている。その理由は二つあって、一つ目は、薬に対する患者の不安を増強させないためである。

向精神薬は脳に働く薬ということもあってか、患者は薬に対して独特の不安を持つようだ。その不安とは、たとえば「薬によって自分が変えられてしまうのではないか」、「薬の依存症になってやめられなくなってしまうのではないか」、「薬を続けると呆けるのではないか」、「薬にひどい副作用があるのではないか」などといった内容である。その不安に配慮し、初回は少量でやや軽めの薬にしておくのである（ただし、病態が「精神病に近いレベル」の場合は、抗精神病薬を少量だけ処方する）。その際には、もし薬が効かなければ、量を増やしたり強い薬に変えることが充分に可能であることも付け加えておく必要があるだろう。

二つ目の理由は、薬への依存を防ぐためである。向精神薬の服用を拒否する患者がいる一方で、次第に薬に依存して行く患者もいる。やせへのこだわりが減少し、不安・焦燥感が強くなる治療中期以降に、特に薬への依存が強くなる傾向がみられる。治療者も精神状態が不安定になる患者に対して、ついつい処方量を増やしてしまいがちになる。ここから、多剤併用への道が開かれる。一度症状に対して薬だけで解決を図ると、その後に症状が重くなるたびに薬の量が増え、新たな症状が起こるたびに薬の種類が増えてしまうのである。しかし、その端緒は、実は初診にある。初診時に問題の解決は薬だけでは図らない、薬はあくまで補助であるという姿勢を示しておくことが、後々の薬物依存に至らないために最も重要なことであると考えられる。

なお、初診時に薬を拒否する患者に対しては、無理に服用させることはしない。薬の効用だけを説明しておき、症状が悪化したり苦しくなったときに服用してみたらどうかと説明しておく。そして、実際にそのようになったときに、もう一度服用を勧めるのである。

このように、薬の使い方も薬の勧め方も積極的には行わない。つまり、薬物療法も消極的に行うのだ。積極的に薬を使って症状を早く軽くすることも必要ではあるが、多少時間がかかっても、患者が主体的に薬を使用できるようにすることの方が重要だと考えるからである。そのことは、後に彼女らが社会復帰する段になって、大きな違いとなって現れるであろう。

2　治療初期

(1)　治療初期の経過

不食・拒食から過食へ

初診の診察後程なくすると、患者の状態に変化が現れ始める。その変化の意味を理解し、対応することが、治療をさらに進めるために重要になる。まず、状態の変化から述べておこう。

食行動ややせへのこだわりについては、この時期に改善することはほとんどない。改善はしないが、食行動に変化が現れ始める。不食や拒食が、過食へと転じるのである。

ところで、筆者が精神科医として働き始めた九〇年代には、不食や拒食の患者が食べられるようになるのは本当に大変なことだった。その反面、自らの意志で食事が摂れるようになると、心身の状態はさらに改善していった印象がある。しかし、現代の摂食障害は堪え性がない（？）ためなのか、容易に過食に転じる傾向がある。容易に転じるのはいいのだが、その後に過食が遷延化したり、過食に嘔吐が加わって病状が不安定になって行くことがある。不食・拒食がなくなるから良くなるかというと、そう簡単には行かないのである。

ただし、現代においても、不食・拒食が遷延する場合がある。それは、食事や高カロリーの栄養補給を強要した場合である。強要すれば、不食が拒食になり、拒食はさらに頑なな拒食になる。それがなぜかは、これまで繰り返し説明してきたように、食事や栄養補給を強要することが、彼女らの唯一のこころの拠り所であるやせを奪う行為だからだ。やせにしがみつく彼女らに、「死んでしまっては元も子もないではないか」という説得をしてもまったく効果はない。「人はパンのみにて生くる者に非ず」（『マタイによる福音書』四・四）という聖書の言葉ではないが、人は身体が満たされただけでは生きられない存在である。「神の口から出る一つ一つの言葉で生きる」（同四・四）と聖書の続きにあるように、生きる指針や支えがなければ生きられない存在なのだ。さまざまな支えを失ってしまった彼女らにとって、やせは「神の言葉の代わり」に他ならないのである。

話しが逸れてしまったが、食事や高カロリーの栄養を強要せず、さらに食行動ややせ願望を積極的に扱わず、体重を治療の目標にしないという態度で接していると、不食や拒食が軽減する代わりに過食症状が出現してくる。一方、もともと過食・嘔吐を繰り返していた患者は、やせに対するこだわりが多少緩んでくる。そうなると、食行動ややせへのこだわりに代わる新たな症状が現れ始める。治療初期は、ちょうどその移行期に当たる。

依存欲求と攻撃性の出現

患者の変化は、次のように現れる。家庭では、主に母親に対して過度に依存的になったり、逆に攻撃的なったりする態度が現れ始める。

治療者に対しても、同様の態度が出現する傾向がある。しかし、依存欲求や攻撃性が、当初は症状の悪化や薬の副作用として訴えられることが多い。それは、治療が始まったばかりの段階で、治療者に直接依存欲求や攻撃性を向けることがはばかられるからであろうか。いずれにしても、これらの訴えを、単なる症状の悪化や薬の副作用として扱わないことが必要になる。どう扱うかは、次で述べよう。こうした依存欲求や攻撃性は、病態レベルが深い患者ほど、激しい症状として現れる傾向がある。

一方、病態レベルの浅い患者では、母親や治療者に対する依存欲求や攻撃性はあまり目立たない。代わりに、比較的早い段階において、食べる不安や太る不安が語られるようになる。不安感が言葉で語られ始めるのは、治療が進展している目安となる。

(2) 治療初期の基本的対応

失われた感覚を取り戻す

先に述べたように、ほとんどの症例では、不食は長くは続かず過食に転じる。そこで治療初期には、過食に対する対応を求められることが多くなる。

かつてよくみられた不食や拒食が長く続く患者の場合は、食べ始めると過食傾向が出現するものの、完全な過食になってしまうことは少なかった。そこで、「食べ始めの時期は、食べる量が分からないから食べ過ぎる傾向があるけれど、しばらくすると食べる量を思い出すから心配しなくてもいい」と説明すればよかった。

しかし、すぐに過食に転じてしまう昨今の患者には、この説明は合致しなくなった。そのため、過食一般に対する説明をすることが必要になる。たとえば、過食にはストレスを解消するという側面があること、ストレスを解消する他の方法が見つかるまでは過食は減らないこと、むしろ無理になくそうとすれば逆に過食が増えてしまうこと、過食をするときの気持ちをなるべく言葉で伝えることが大切であること、などといった説明である。さらに、過食を行う際には、せっかく食べるのだから「ゆっくりよく噛んで、味わって食べるように」と話すようにしている。

「ゆっくりよく噛んで、味わって食べるように」話すのには、理由がある。過食は一般的に、空腹を満たすために行われるのではない。身体的な意味よりも、精神的な意味合いの方が大きい。すなわち、いらいらして落ち着かない、不安な気持ちから逃れたい、などといった気持ちを解消するために行われる。過食が激しい時期には、「こころの中にぽっかりと穴が空いている」と訴える患者がいて、過食はこころに空いた穴に食べ物を詰め込む作業に譬えられることもある。過食はこのように精神的な不安・焦燥感や空虚感を解消するために行われるため、「味なんか分からずに、ただ詰め込んでいる」と表現されるような食べ方になる。そこで、なるべく「ゆっくりよく噛んで、味わって食べる」ことが必要になるのだ。

もう一つの理由は、摂食障害の患者が、食行動に関する感覚を喪失しているからである。食行動に関する感覚とは、食べ物の味や、空腹感、満腹感などである。尋ねてみると分かるが、彼女たちのほとんどがこれらの感覚がないと答える。感覚を喪失しているのは、彼女たちに何らかの器質的な異常が存在するからではない。それは、摂食障害が改善するに伴って、これらの感覚が回復してくることからも分かるだろう。では、なぜこれらの感覚は喪失するのか。その原因は、彼女たちの食行動が、通常の感覚とはまったく関係のない基準によって行われているからである。

われわれは、空腹感によって食行動を誘発される。つまり、「お腹が減ったから、何か食べたい」と思うわけだ。そこで、食事を摂ると、食べ物の味を感じる。おいしいと感じられると満足し、気持ちが満たされる。その満足感が、満腹感に繋がり、食事の摂取が終了する。食行動はこのように、食行動に関する感覚によってコントロールされ、その結果として、われわれは健康を維持しているのである。

ところが、摂食障害の場合は、食行動は理性によって支配されている。やせるためには、食事を制限しなければならないし、カロリーを計算して食べなければならないし、食べ過ぎてしまったらその分を運動しなければならない。さらに、食べ過ぎた物を吐かなければならないし、下剤を使って便を出さなければならない、などなど。このように食に関するすべての行動が、やせを追求するという一つの目的に向かって、頭の中で考えられて実行される。つまり、彼女らは自らの理性に従って、感情や感覚を制御し、行動をコントロールしているのである。ただし、彼女らの理性は、やせを追求しすぎて健康を害してしまうという点では、あまり合理的とは言えないのであるが。

ちなみに、こうした思考・行動様式は、近代に誕生した理性万能主義、つまり啓蒙主義思想に端を発しているものと思われる。啓蒙主義は一時期、神に代わって生きる指針を人々に与える役割を担っていたが、現在ではこのような形でその残滓が認められるのである。

以上のように、彼女たちの食行動はすべて、「〜せねばならない」という考えだけに支配されている。それを長期間にわたって続けるうちに、食行動に関する感覚が失われてしまったのだ。

過食は理性的な行動ではないが、不食・拒食からの反動で起っているため、過食が主になった時期でも、感覚を失った状態を引き継いでいる。

そこで、失われた感覚を取り戻す練習として、味わって食べることやおいしく食べることを意識してもらうのである。ただ、意識して練習をしたからといって、簡単に感覚が戻るわけではない。これは、今後の治療のための布石としての意味が大きい。さらに味覚と同様に、空腹感や満腹感といった感覚にも注意を向けてもらうことが必要になる。これらの感覚が戻ることが、将来の食行動の安定化に繋がると考えられるからだ（軽症例の場合は、比較的早い時期にこれらの感覚が戻ることがある）。

さて、過食に対してずいぶん長々と書いてしまったが、実際の診察では、過食の意味と対処法を、上述したことの中からかい摘んで簡単に説明している。大切なことは過食への直接的な対処ではなく、食行動が変化することによって生じる、新たな症状への理解と対応だからである。

依存と攻撃から距離をとる

新たな症状とは、患者が他者に向ける依存や攻撃性である。治療者に対しては、それが症状の悪化や薬の副作用として訴えられやすいことを先に述べた。もちろん純粋に症状の悪化や薬の副作用が生じることもあるが、これらがなかなか収まって行かないときには、それが治療者に向けられた依存や攻撃性ではないかと疑ってみることも必要だろう。

もし、患者の依存や攻撃性が、症状の悪化や薬の副作用として訴えられていると判断された場合は、どのように対応したらいいだろうか。診察で患者の訴えをまったく無視すれば患者の攻撃性が増すだろうし、症状の悪化をまともに捉えすぎたり薬を次々と替えてしまうと、患者の依存欲求を増強させてしまうだろう。したがって、この辺りの対応は難しいのであるが、実際にはこれらの中間くらいの対応になるだろうか。対応の際の要点は、患者の訴えが治療者に向けられていることを理解したうえで症状の説明や薬の変更を行うこと、治療上必要と判断することは行い、必要ないことは行わないという治療者の基準を明確にしておくことだと考えられる。

次に、患者の依存と攻撃性が、母親や家族に向けられた場合について検討してみよう。治療初期の段階ではまだ依存や攻撃性が出現しない場合もあるが、その場合でも心構えをしておくことは必要になるだろう。

依存や攻撃性を向けられると、最初に母親は戸惑うことが多い。それまでに、子どもから依存や攻撃性を向けられることが少なかったからだ。これは、遅く訪れた第一次反抗期といってもいいだろう。反抗期は、自我が形成されるために避けては通れない時期である。反抗期に家族や家族以外との大人とぶつかることで、人は家庭や社会の中で自分の存在意義を見出し、その過程で自分自身のさまざまな特徴を理解することができる。そうした反抗期の意義を、まず母親や家族に説明することが必要だろう。

では、実際に向けられる依存や攻撃性には、どのように対応したらいいのか。実は患者の家族の多くが、この対応が苦手である。逆に言えば、苦手だったからこそ、これまで患者に依存欲求や攻撃性を出させてこなかったのだ。そのため、家族の対応は両極端に走りやすい。再び力で押さえつけて依存や攻撃性を出させなくするか、おろおろして訴えを何でも聞いてしまうかである。しかし、この両極端な対応は、患者を満足させたり安心させたりすることには繋がらない。なぜなら、これらの対応は、自分の存在意義を見出すことと自分自身のさまざまな特徴を理解することという、反抗期本来の目的には結びつかないからである。むしろ、自分の存在意義がさらに分からなくなり、自分の特徴がもっと混沌としてしまうかもしれない。

そこで母親や家族には、依存や攻撃性から少し距離をとるように勧める。距離をとって見守る姿勢を維持してもらうようにする。そして、患者から依存や攻撃性を向けられたときには、できることはできる、できないことはできないという態度をはっきりと現してもらう。また、本人が受け入れても受け入れられなくても、母親なり家族なりの考えを患者に対してしっかりと示してもらうのである。

ところが、これがなかなか難しい。言うは易く行うは難しの典型例だ。まず、患者と距離をとるということができない。母親に「患者の様子を見守っていてください」と言うと、「それなら、いっさい何もしなくてもいいんですね」という答えがよく返ってくる。距離をとって見守っていると、親自身が不安で耐えきれなくなるのだ。それならいっそ、自分の不安を解消するために、子どもに密着してあれこれと世話をするか、逆にまったく子どものことを見ないようにする方が楽なのである。

また、患者の依存や攻撃性に対して、自分たちなりの対応や考えを示すことも簡単ではない。本当にそうなのかと、患者が執拗に確かめてくるからだ。親が少しでも自信のない態度を見せると、患者はさらにそこを突いてくる。患者も、自分自身の不安感を解消させるために必死なのである。患者の必死の追及に耐え抜くのは、親たちにとって容易なことではない。

そのため、多くの親が適当な距離をとって患者を見守り、患者の依存や攻撃性に対して自分たちなりの対応や考えを示すことができない。もし、治療初期の段階で、母親を始めとした家族がこうした対応をとれたならば、治療中期に訪れる嵐のような症状を、やや強めの風くらいに減らすことができるかもしれないのだが。

3　治療中期

(1)　治療中期の経過

不安の増大

治療中期は、症状が大きく変化する。食行動に関しては、過食や嘔吐などは続いているものの、やせに対するこだわりが減少し、体重が増加し始める。外観的には病的なやせがなくなり、身体状態の悪化は目立たなくなる。そのため、一見すると病気は良くなったような印象を受ける。しかし、見た目と違って、精神状態は非常に不安定になるのだ。

それはなぜか。唯一のこころの拠り所であったやせを、一時的にでも手放すからである。やせが見られなくなってくると、それと反比例するかのように彼女らの不安感は増大して行く。やせに最も重要な価値観を置いてきた彼女らにとって、やせがなくなることは自分に存在価値がなくなってしまうことに等しいのだ。

この時期に出現しやすい症状に、希死念慮がある。やせが改善した際に、希死念慮を訴える患者は多い。やせという唯一のこころの拠り所が失われてしまったのであるから、死んでしまいたいという気持ちになるのは理解できないことではない。自分が最も大切にしていたものが失われたとき、われわれも抑うつ状態になることがあるだろう。希望が失われたことによる希死念慮は、病的な状態にならなくとも起こり得ることである。ただ、やせが失われた後に生じる希死念慮は、容易に自傷行為や自殺企図に結びつく傾向がある。特に、急速にやせが消失した場合には注意が必要である。

この時期に自傷行為や自殺企図が起こりやすいのは、自分自身に攻撃性が向けられているからである。誰にも理解されない怒りが、自分自身に向いているのだ。では、なぜ怒りを伴った攻撃性が自分自身に向かうのだろうか。それは患者が、悪いのは周りの人間ではなく、存在価値のないダメな自分の方だと感じているからだ。もともと「素直な良い子という自己イメージ」を抱いてきた彼女らは、やせた体型すら保てない自分が許せないのだ。そこで、やせを失って何の価値もなくなったダメな自分（実際は決してそうではないが、本人にはそうとしか思えない）に、怒りの矛先が向けられるのである。そして、怒りを伴った攻撃性が、自分の身体に向けられると自傷行為になり、自分そのものに向けられると自殺企図になるのである。

自傷行為

自傷行為は、カッターなどで手首を傷つけるリストカッティングが多いが、手首に留まらず、腕全体や肩、大腿部を傷つけるケースも見られる（ある患者は、「自分のいかり肩が嫌だ」と言って、専ら肩を傷つけていた）。また、皮膚に浅い傷をつける程度のものから、真皮や皮下組織に至るもの、さらには動脈を傷つけるものまで、さまざまな深さの傷が認められる。自傷の程度は、そのときに自分に向けられている攻撃性の強さに拠っているのだろう。

身体を傷つける際には痛みを感じないことが多いようで、むしろ「苦しい気持ちが軽くなった」とか、「ダメな自分を傷つけて楽になった」などと訴えられる。このような訴えには、ダメな自分、価値のない自分を罰することによって、罰を負わせた自分が救われると感じる心理があるようだ。その際に、悪い自分はあくまで自分の一部に過ぎず、その悪い部分を罰することで、そうでない残りの自分は価値を保つことができるという心理機制が働くのであろう。

さらに、「自分にも赤い血が流れていることが分かってほっとした」とか、「切っていて痛みを感じるときだけは、生きている実感がある」などと訴えられることもある。このような訴えは、自分の体に血が流れているのを確認することや、体を傷つけたときに痛みの感覚があることで、初めて自分が生きていると実感できるような精神状態にあることを示している。逆に言えば、そうしなければ生きていることが実感できないほど、「生」に対する感覚が覚束なくなっているのだ。このときの患者は、こころの支えをほとんど消失し、自我の存在自体が疑われるような状態になっているのだと考えられる。

以上のような自傷行為は、自分の苦しさを言葉で表現できない間は何度も繰り返され、また、傷の数や程度がエスカレートして行く傾向がある。逆に、苦しさを言葉で表現できるようになり、他者から共感を得られるような状態になると通常の痛みの感覚が復活し、「もう痛くてできません」などと語られるようになる。

自殺企図

自殺企図にもさまざまなものがあるが、一番よく見られるのは多量服薬であろう。多量服薬に使用される薬は向精神薬が多いが、身体科治療薬（降圧剤や糖尿病治療薬など）や市販薬（かぜ薬や市販の安定剤など）が使用されることもある。服用する量は数十錠から数百錠に達する場合もあり、よくこれ程の量が飲めるものだと感心するほどである。

多量服薬がこれほど増えたのには、社会状況の変化も一役買っている。薬の量販店では、多くの薬を気軽に販売してもらえるし、昨今のインターネット販売の普及によって、薬が入手しやすくなったという事情もあるだろう。さらに、インターネットによって、多量服薬の情報も得やすくなっているのだ。一昔前のように、顔見知りの薬局で薬を買う場合にはこうはいかなった。薬局のおじさんに心配されてしまうからだ。コンビニが普及して過食がしやすくなったように、薬の量販店が普及し、インターネット販売が始まることによって、多量服薬がより簡単にできるようになっている。利便性を追及することによって失われるものがあることを、われわれは精神科の日常から知らされることになる。

さて、多量服薬の目的であるが、周囲に助けを求めるものから、「苦しいことから逃れたい」、「意識をなくしたい」、「自分の存在を消したい」といったもの、さらには薬の内容や量から明確に自殺を目指したものまでさまざまである。「苦しいことから逃れたい」という訴えや、「意識をなくしたい」という訴えには、苦しい現実から逃れたいという現実逃避の側面が大きいだろう。しかし、「自分の存在を消したい」という訴えには攻撃性が自分という存在そのものに向かっていることが窺われるし、明確に自殺を目指した多量服薬には、死によって、存在価値のないダメな自分を完全に消滅させてしまおうという意図が認められる。この場合ダメな自分は、自傷の際のような自分の一部ではなく、自分という存在そのものになっているのである。

実際には、多量服薬によって死に至ることはほとんどないが、意識障害、肺炎、筋挫滅症候群などを起こし、入院治療が必要になることがある。身体的な治療後に、いったんは希死念慮は軽快するものの、同様の行為を繰り返す症例が時々認められる。なお、首吊り、飛び降り、飛び込みなどによる自殺企図は、自殺への目的意識が強いと考えられるため、程度の如何に関わらず、入院治療を行うことが必要になる。

このような自傷行為や自殺企図という症状が、この時期に繰り返されてしまうのはなぜだろうか。前章でも述べたが、ここでも簡単に説明しておこう。

対人不信と自己否定

自傷行為や自殺企図には、自分の苦しさを周囲の者に伝えたいという意図が含まれている。明確に意識されているわけではないが、苦しさを分かってほしい、せめて自分の方を振り向いてほしいというメッセージが認められるのだ。では、どうして彼女らは苦しさを伝えるのに、わざわざ自傷行為や自殺企図という手段を用いるのだろうか。それは、苦しさを自分の言葉で表現できないからであり、もし表現できても他者からは理解してもらえないと感じているからである。

彼女たちには、苦しさを言葉で表現したことが、まったくなかったわけではないだろう。しかし、その苦しさは、言葉で伝えても理解してもらえなかったのだ。場合によっては、苦しさを出さないように無言の圧力を受け続けてきたかもしれない。その都度彼女らは絶望し、他者への不信感を募らせただろう。その積み重ねによって、彼女らは言葉で苦しさを表現することを諦めてしまったのだ。そして、言葉で表現しても分かってもらえないのなら、ということで彼女らがとった次善の策が、自傷行為や自殺企図だったのである（残念ながら、次善の策はいっそう他者には伝わらないが）。

このように、苦しさを言葉で表現できない背景には、表現しても理解してもらえないという他者への不信感があると思われる。つまり、自傷行為や自殺企図という行動化が起こる根底には、患者の対人不信感が存在しているのだ。

一方、自傷行為や自殺企図には、自分を傷つけたい、自分という存在を消してしまいたいという意図も含まれている。なぜ自分自身を傷つけたり存在を消してしまいたいと感じるのかと言えば、それは自分の中に、「悪い自分」や「ダメな自分」を発見するからである。「悪い自分」や「ダメな自分」を否定することによって、否定した側の自分は、かろうじて存在する価値を保つことができるのだ。

ところで、「悪い自分」や「ダメな自分」はそもそも存在してはならないのか。人には誰でも悪いところやダメなところは、一つや二つは、いや冷静に見れば数えたくなくなるほど存在するものである。しかし、彼女らは、「悪い自分」や「ダメな自分」が存在すること自体が許せないのだ。それは、彼女らには「素直で良い子」でなければならないという、強烈な自己イメージが育まれてきたからであろう。

ところが、現実の生活の中では、人は「素直な良い子」ではいられないし、い続けることもできない。そのために彼女らは、理想のイメージにそぐわない自分を発見するたびに、自分自身を否定し続けてきたのだ。彼女らのこころの奥底には、こうして根強い自己否定感が存在するようになったのである。

このようにして育まれた対人不信感や自己否定感が根底にあり、そこに自分自身に向けられた攻撃性が加わって、自傷行為や自殺企図は引き起こされるのである。加えて、自傷行為や自殺企図に対する対応が、他者からの説得や非難、または叱責であると、彼女らの対人不信感や自己否定感はさらに増強される。そして、増強した対人不信感や自己否定感が、さらなる自傷行為や自殺企図を誘発するという負のスパイラルを形成するのである。つまり、この時期に自傷行為や自殺企図が繰り返されやすいのは、患者の対人不信感や自己否定感が顕在化し、さらに他者がこれらを増強させるような対応をしてしまうからなのだと考えられる。

他者への攻撃

さて、これまでは、怒りを伴った攻撃性が患者自身に向かう場合を述べてきたが、この攻撃性は、他者にも向かうようにもなる。かなり早い時期から他者への攻撃性が生じることもあるが、多くは治療中期に入って少し経ってからのようだ。病気の状態で言えば、自己否定感が多少和らいでから攻撃性が外に向かうことが多い。つまり、他者に攻撃性が向かうのは、自分だけが悪いのではないと思えるようになったからなのだ。そうであれば、他者への攻撃性が認められることは、病状が改善した兆候だと捉えることができるだろう。もっとも、攻撃性を向けられている人間からすれば、病状がいっそう悪化したとしか思えないであろうが。

患者の攻撃性が治療者に向けられた場合は、治療に対する不信感として表現されることが多い。「ちっとも楽にならない」とか「病気が悪くなる一方だ」などと訴えられる。さらに、「主治医を別の医者に代わってほしい」とか、「病院を替わりたいので、紹介状を書いてほしい」という訴えになることもある。

患者の攻撃性が、直接家族に向けられることは多い。当初はただ興奮したり物に当たったりしていたのが、次第に家族に向けられるようになるのだ。特に、母親はその対象になりやすい。この攻撃性は治療初期に認められる場合もあるが、治療中期になるといっそう激しさを増す。興奮して母親に当たることもあれば、反抗して母親の言うことを聞かなくなったり、執拗に自己主張をするようになることもある。今までに見たことのない我が子の姿に、母親は動揺を隠せなくなる。ある患者の母親は、「摂食障害は体が良くなればそれでいいという病気ではなかったんですね」と涙ながらに訴えたことがあった。

この時期に、母親自身が調子を崩し、治療を希望することが少なからず認められる。その際は、別の医師によって治療を受けてもらうことが多い。主治医はどうしても患者よりの立場に立ったため、母親の味方にはなりにくいからだ。母親までが治療を受けるようになるなんて、家族総崩れではないかと思う方もいるかもしれないが、母親が治療を受けた症例の予後は、概して良好である。

以上で述べてきた嵐のような症状は、いつまでも延々と続くわけではない。この後に、患者の経過は大きく二つに分かれる。一つは、回復への希望より不安感の方が強い場合で、症状の悪化や行動化が繰り返され、再びやせに執着してしまう。そして、過食・嘔吐が延々と続き、慢性化への道をたどる。

もう一つは、やせを消失した状態に患者が次第に慣れ、家族との関係にも安心感が芽生える場合である。彼女たちからは激しい症状が軽減し、やがて「自立」に向けた準備が始められるのである。

(2) 治療中期の基本的対応

苦しさを言葉で表現することを促す

治療中期の対応について、具体的に述べていこう。

まず、治療中期に出現しやすい希死念慮である。症状への対応は必要最小限にすべきだと述べてきたが、希死念慮への対応はおろそかにしてはならない。希死念慮への対応をおろそかにすると、後に自傷行為や自殺企図が起こりやすくなるからである。この時点での対応が、激しい症状を起こさせないための、最後の防波堤なのだ。

経過で述べたように、やせが見られなくなってくると希死念慮を訴える患者は多い。このときの患者の心境は、「何も取り柄がない自分の唯一の支えがやせた体型だったのに、それすらもなくなってしまっては生きている価値がない」であろうか。しかし、最初からこのように言葉にして話せる患者は少ない。ただ「死にたい」と訴えるのだ。

「死にたい」と聞かされた方は、あまりいい気持ちがしない。一日の診察で「死にたい」と訴える患者が何人も重なると、こちらも気が滅入りそうになるものである。しかし、こちらが気が重くなっているということは、相手はその分気が楽になっているのではないか、とも考えられる。実際に、「死にたい」と何度も訴える患者が、自傷行為や多量服薬は別として、自殺を遂げてしまうことはほとんど見られない。すると、「死にたい」と人に訴えることは、自分自身の気持ちを多少とも楽にするために、必要な行為なのだと考えることができる。

ただし、「死にたい」と言っても、その苦しさは正確には伝わらない。「死にたい」と本気で思ったことのある人なら実感できるかもしれないが、そうでない人にはなかなか理解できないものである。しかも、「死」という言葉が重すぎて、その気持ちを理解しようとするよりも、「何とかしなければいけない」とか、または「その言葉は聞きたくない」、さらには「関わりたくない」、「逃げ出したい」という相手の反応さえ引き出しかねないだろう。これは、友人だけでなく、家族、治療者に至るまでに存在する、共通の心理であると思われる。

そのため、相手の反応は、「そうか、そんなにつらいんだね」にはならない。むしろ、「そこから抜け出すために、○○した方がいい」とか、「今すぐ、○○すべきだ」という返答が返ってくる。さらに、「そんなことを言って、悲しませないで」といった懇願や、「何をバカなことを言っているんだ」とか、「死ぬ気になれば何でもできる」といったお説教が始まることさえあるだろう。患者自身は、ただ苦しさを理解し、共感してもらいたいだけなのに、かえって非難されてしまうことになりかねないのである。

以上のやり取りは、文字で読んでいると「自分はそうはならないだろう」と思うかもしれないが、実際にその現場に立つと、動揺してあらぬ言葉を口走ってしまうものだ。精神科医も決して例外ではない。加えて、医者はなにがしかの回答を与えなければならない、と強迫的に思っているもので、なかなか相手に共感するだけで済ませることができないのである。

そこで筆者は、「死にたい」と訴える患者には、なぜ死にたいと思ったのかを、なるべく具体的に聞くようにしている。いつからそう思うようになったのか、何かきっかけがあったのか、他につらいことはないのか、等々を尋ねる。そして、死にたいと思うことに繋がる事柄があれば、それを言葉で表現してもらうのだ。なぜこのような作業を行うかと言えば、苦しさをより伝わりやすくするためである。特に、家族に対しては「死にたい」と言うよりも、なるべく具体的に「○○がつらい」と話すように勧める。そうしないと、家族は心配が先に立って、苦しさを理解することができないのである。それでも、どうしても「死にたい」と言いたいのであれば、診察室の中だけで言うように説明している。

それにもかかわらず、自傷行為や自殺企図が出現してしまった場合は、必要最小限の対応に留めるようにする。その内容は前章で述べた通りであるが、ここでも少し振り返っておこう。

淡々とした対応に留める

自傷行為や自殺企図が繰り返されないためには、この行為に対して説得や叱責を行わないことである。自傷行為や自殺企図に対しては感情や価値観を差し挟まず、当面行うべき処置などを淡々とこなすことが必要になる。さらに、自傷行為や自殺企図をできるだけおおごとにせず、医学的な見地から必要な情報だけを、本人や家族に伝えるというスタンスを保持することが望ましい。そして、本人の心身の状態が安定するまでは、それ以上は自傷行為や自殺企図には触れないようにしておくのである。

それは、これらを面接の主題として取り上げると、自傷行為や自殺企図に患者自身の意識を向けさせ、常にこれらを考える状態を誘導してしまうからだ。さらに、周囲が自傷行為や自殺企図を大げさに扱うと、患者はそこに自分に注意を向けさせる効果を発見する。そうなると、自分に目を向けてほしくなればなるほど、自傷行為や自殺企図が繰り返されることになるのだ。

ただし、自傷行為や自殺企図を直接取り上げなくても、その背後にある感情を取り上げることは必要になる。心身の状態がある程度安定してから、これらの行為に至った気持ちを聞き、それに理解を示したうえで、次に同じ状況になったときは家族や治療者に自分の気持ちを言葉で伝えることを勧める。筆者は、自傷行為や自殺企図が行われた後で、落ち着いて話せる状態になってから、一度だけこの面接を行うようにしている。

彼女らが再び自傷行為や自殺企図を繰り返しても、同様の作業を繰り返す。何度も自傷行為や自殺企図が繰り返されると、「またか」とか、「いい加減にしてくれ」という気持ちが起こるのはやむをえないことだろう。しかし、その気持ちをぐっと堪えて、必要な作業だけを淡々と繰り返すのだ。その間に、少しでも苦しさを言葉で表現できたなら、そのことを積極的に評価することも必要である。こうした対応が、患者の自己否定感と対人不信感を軽減させ、自傷行為や自殺企図からの離脱を可能にするのだと考えられる。

次に、攻撃性が他者に向かうときには、どう対応したらいいだろうか。

攻撃性を自立への第一歩ととらえる

治療者に対して、患者が「ちっとも楽にならない」とか「病気が悪くなる一方だ」などと訴えてきたときはどのように対応するのか。筆者はそれを、患者が自分の内から外に目を向け始めた端緒として捉えている。そして、このような不満を「良くなりたいという気持ちが出てきた第一歩」とか、「自立に向かう最初の試み」として理解し、「自分の気持ちや訴えを表現できることは、病状が改善するために重要なことだ」と説明するようにしている。

さらに、「主治医を別の医者に代わってほしい」とか、「病院を替わりたいので、紹介状を書いてほしい」という希望が出た場合は、主治医が代わることのマイナス点を説明した上で、もう一度考えて来るように話す。そして、次回の診察でも意見が変わらなければ、主治医を交代したり、他医へ紹介状を書くようにしている。治療にも相性があるだろうし、これもまた、「自立に向かう試み」の一つと考えられるからである。

患者の攻撃性が、家族に向けられた場合はどうだろうか。家族には攻撃性の出現を、治療初期で説明したような最初の反抗期として、または自分の感情や思いを外に表出する第一歩として、そして自立に向かう最初の試みとして説明する。しかし、家族は「あんなに素直で良い子だったのに、どうして反抗ばかりする手のかかる悪い子になってしまったのか」という思いが捨てきれないだろう。特に、攻撃性を一番に受ける母親にとっては、この思いが強いだろうと思われる。

ここで、父親が母親の不満や不安を聞き、母親を支える役割を担ってくれれば、治療を淀みなく進ませることができるだろう。しかし、この時期に母親を支える役割を果たしてくれる父親は少ない。まったくの無関心を装うか、患者を力ずくで押さえ込もうとするかのどちらかになりやすい。治療における父親の役割は、治療初期・中期では母親を支えること、治療後期では社会参加する子どもの相談に乗ることだけでいいのだが、現実の父親はこれら以外のことばかりをする。

結局、治療者が母親の不安まで支えなければいけない場合が多いが、経過のところで述べたように、母親が調子を崩した場合には、母親にも治療を受けてもらうことになる。母親が治療を受けた場合の患者の予後は概して良好なのであるが、それは、母親が患者の訴えを正面からまともに受けとって、自分の価値観を変えざるをえなくなっているからである。そして、治療を受けることによって、母親自身の考え方が以前より広がるからだと考えられる。そうなって初めて、母親も子どものことがより理解できるようになるし、子どもも母親に受け止めてもらえたと感じられるのであろう。

社会復帰を急がない

最後に、慢性化を防ぐ方法を検討しておきたい。一般的に言われていることは、患者の不安感を周囲が受け止めることと、今後に向けた道程を示すことであると思われる。病状の改善を阻む最も大きな要因は、社会復帰に対する不安感だと考えられるからだ。

ただし、筆者は、ここでも無理に状態を改善させないようにしている。精神科の疾患の特徴であると思われるが、病気が良くなればそれで万々歳というわけにはいかないのだ。病気が軽快すれば、社会復帰に向かわなければならない。だが、そこはもともと調子を崩すきっかけとなった、非常につらい場所に他ならないのだ。その場所に戻ることは、とても不安だろうし、苦しいことかもしれない。だから、患者は半分は治りたいけれども、もう半分は治りたくない気持ちも持っているはずなのである。病気の症状が延々と続く原因の一つが、ここにあると考えられる。

したがって、筆者は、患者が社会復帰をためらって治療中期の状態を続けている場合は、回復に向けての治療を無理には進めないようにしている。周囲がいくら働きかけても、患者が本当に社会復帰したいと思わない限り、結局治療は進展していかないからである。遠回りのように見えても、それが患者にとっての自然な経過なのである。

4 治療後期

(1) 治療後期の経過

社会復帰前の苦しさ

治療後期について述べる前に、ここで、中期から後期への移行期に注意しなければならないことを指摘しておきたい。

この移行期は、社会復帰を意識し始める時期である。病状が本当に悪化しているときは、周囲の者だけでなく患者本人も社会復帰は考えていない。誰がみても無理だと思えるからだ。しかし、病状が改善して派手な症状が消失してくると、本人は社会復帰を強く意識するようになる。

ただし、先にも述べたように、患者にとって社会復帰は喜ばしいことだとは限らない。むしろ、社会は病気を発症するきっかけを作ったつらく苦しい場所である、と認識されていることが多い。そこに再び戻らなければならないとしたら、どのように感じるだろう。不安で不安でいられない、または怖くて尻込みしてしまうように感じられるのではないか。しかも、ここが重要であるが、病気の症状は軽快しているために、家族も、ときには主治医さえも安心してしまっている。自分はこれほど辛くて苦しいのに、周囲の者は苦しさを理解してくれないばかりか、「良くなってほっとした」などと言ってくることさえあるのだ。患者にとって、もしかするとこの時期が、全経過を通じて一番苦しいときかもしれない。

この時期に起こりやすいことを、二つ挙げておきたい。一つは、苦しさに耐えきれずに自殺を遂げてしまうことである。摂食障害に限らず他の精神疾患にも共通して言えることだと思われるが、病気の症状が消失したときがもっとも自殺の危険性が高い。それは、患者の苦しさと周囲の捉え方の乖離が、もっとも大きい時期であるからだと考えられる。

もう一つは、社会復帰を目の前にし、不安感と焦燥感を募らせ、不安と焦りから復学なり復職などを急いでしまうことである。治療後期での社会復帰と明確に異なるのは、不安と焦りから始めた場合は、睡眠も食事もとれない状態で復帰を急いでいることである。睡眠と食事がとれていることは、社会復帰のための必要最低条件である。

さて、それではいよいよ治療後期の経過について述べていこう。治療後期は、社会復帰へ向けて試行錯誤を繰り返す時期である。時間で言えば最も長いが、説明する内容は少ない。同じ経過が、何度も繰り返されるからである。

社会復帰への試行錯誤

治療後期に入る頃には、食行動異常や体重減少はほとんど目立たなくなっている。それに伴って、復学や復職に向けての試みが始められる。先の移行期ほどではないが、復帰に向けての不安・焦燥感はある程度は認められ、自分の状態に比して無理をしてしまうことは否めない。そのため、最初の試みで復帰が上手く行くことはほとんどない。復学はともかく、復職の場合は一回で成功した例を筆者は知らない。その結果、上手く行かないと抑うつ状態になったり、自暴自棄になってしまうこともある。さらに、治療中期以前の状態に逆戻りしてしまうこともある。

しかし、ある程度の時間をおいて、彼女らは再び社会復帰を試みる。しかし、なかなか上手く行かない。これを何度も繰り返す患者、言い方を変えると、これを何度も繰り返すことができる患者は、次第に社会にいられる時間が長くなって行く。

一方、対人関係は少しずつ広がりをみせるようになる。思春期の症例では、母親との関係が比較的安定した後で、姉妹との喧嘩が増えることがよくある。姉妹は患者にとって身近なライバルであり、同時に対人関係の訓練を行うための格好の相手になるのだ。さらに、社会復帰が本格的になって行くと、対人関係の対象は、友人、恋人、同僚、上司へと広がって行く。

患者の多くは「理想的な他者のイメージ」を求めて対人関係を結ぼうとするため、実際の対人関係はなかなか上手く行かない。そのため、落ち込んだり、対人不信感を募らせることもある。しかし、これにめげることなく対人関係を続けていると、次第に相手との距離が取れ、現実的な対人関係が結べるようになって行く。治療初期や中期に家族の中で培った対人関係の基礎が、ここで役に立つのだ。そして、本人なりに悪戦苦闘を繰り返していると、患者の頑張りを評価してくれる人が現れることがある。社会人から評価を受けることは、患者が社会復帰するための大きな自信になる。

社会参加の時間が長くなって行くと、具体的に言えば、アルバイトの時間が増え、やがて正社員になると、少しずつ社会復帰への自信が芽生え始める。恋人ができて同棲し、やがて結婚が具体化することによって自信を得る場合もある。そうなるにつれ、外来受診の間隔が長くなる。患者の代わりに家族が、薬だけを取りに外来を訪れる場合もある。受診はさらに遠のき、いつの間にか途絶えてしまう。主治医もあまり患者のことを気にかけなくなっており、「そう言えば最近○○さんは受診してないな」と思い出す程度である。そして、何か調子が悪くなることがあった際に、何カ月ぶりか何年ぶりかに外来を訪れてくる。そこで初めて、元気でやっていたことを知るのだ。なかには、節目節目に、近況を報告にきてくれる人もいる。結婚しましたとか、子どもが生まれましたとか。

しかし、ほとんどの患者は、知らぬ間に社会に戻り、そのまま病院とは関係のない生活を送っている。これが病気が寛解した症例の、もっとも一般的な経過である。

(2) 治療後期の基本的対応

患者の不安と焦燥を理解する

まず、治療中期と後期の移行期、具体的に言えば、社会復帰を意識し始める時期の対応から述べておこう。

経過で述べたように、この時期は不安・焦燥感が極致まで高まる。病気の状態はまだ余裕が生まれるほど改善しておらず、それにもかかわらず社会復帰を強く意識し出すからだ。さらに、周囲の者は嵐のような症状を脱したこともあって、良くなったと思って一様にほっとしている。苦しさを理解してくれる者は、周りには誰もいない。そこで、孤立した患者は、苦しさに耐えきれず、自殺を遂げてしまうこともあるのだ（筆者は幸いにも、摂食障害の自殺既遂例の経験はないが、この時期には首吊り、飛び降り、飛び込みといった自殺企図が起きやすい。また、統合失調症やうつ病で自殺を遂げてしまった症例では、ほとんどがこの時期であった）。

したがって、この時期の患者の苦しさに、治療者はいつも気を配っておかなければならない。できれば移行期が近づいた時点で、これから苦しい状態になることを、あらかじめ説明しておくことが重要である。具体的には、「病気は良くなりかけの時期がもっともつらいようです。病気が良くなってくると、現実的なことが視野に入ってくるようになり、社会復帰しなければという不安や焦りがとても強くなるからです。でも、この時期には中途半端な改善しかしていないので、まだ心身の余裕がありません。したがって、決して焦らないことが大切です。不安でしょうけれど、思い切ってもう一休みできれば、つらさは必ず軽くなります」などと説明するのだ。

一方、不安と焦りから社会復帰を急ごうとする場合にも、同様の説明を行う。そして、「仕事を始めるための最低限の条件は、睡眠と食事がとれていることです」と付け加えるのである。

注意が必要なのは、主治医も家族と一緒になって、この時期に安心してしまうことである。普段には注意が必要だと思っていても、外来で何十人もの診察を行っていると、派手な症状がなくなりつつある患者は、派手な症状を呈している患者の中に埋もれてしまうことがある。落ち着いているように見える患者の診察では、ついつい安心して気が抜けてしまうのだ。そのため、**派手な症状がなくなる、良くなりかけの時期が一番危ない**と、いつも肝に銘じておかなければならない。これはいくら注意しても注意しすぎることはない、絶対の提言である。

さて、次に治療後期の対応について述べていこう。

症状がほとんど目立たなくなると、社会復帰に向けての試行錯誤が始まる。社会復帰への試みを始めるに当たって、彼女らは、現実にはとても達成できそうにない高い目標を立てる傾向がある。直ぐに復学や就職を目指し、成績や業績を挙げようとし、全員と上手く対人関係を結ぼうとする。そうせずにいられないのは、自己否定感の裏返しとして、彼女らが高い自己イメージを抱いているからだと考えられる。高い自己イメージに見合う目標でなければ、彼女らはプライドが保てないのであろう。高い目標は当然のごとく失敗に至りやすく、その結果として彼女らはさらに自己否定感を強めることになりやすい。

かといって、治療者が社会復帰へのチャレンジを止めさせると、彼女らは一転して何もしなくなる。しかも、ゆっくりと休息をとることもできず、不安感と焦燥感にかられてじっとしていられない状態になる。何もしないでいる状況は、彼女らの自己否定感を増強させる要因になり、一方では、何もできない状態を招いた治療者に不信感を抱かせる要因ともなる。筆者は以前に、ある患者から「先生は石橋を叩いて壊す」と言われたことがあった。患者の失敗を恐れるあまり、社会復帰の試みを止めすぎるのは、むしろ侵襲的になり得ることをこの言葉は示しているのだろう（悔しいが、何と見事な表現であろうか）。治療者の不安から、患者の社会復帰に慎重でありすぎるのも問題なのだ。

小さな成功体験を拾いあげる

そこで筆者は、この問題に対する対応を次のように考えている。まず、彼女らがとてもできそうにない目標を提案してきたときは、現状では難しいと思われる旨を率直に伝える。それでも思いとどまれないときには、無理にやめさせることはせず、予想される具体的な問題点だけを挙げておく。次に、彼女らが目標を行動に移してしまったときには、これを非難せず、問題を最小限にするための方策を話し合う。また、わずかでも上手くいったことがあれば、必ずそれを評価する。最後に、目標が失敗に終わったときには、失敗も一つの経験であることを保証し、さらにこの経験を次に活かすためにはどうしたらいいかを検討する。そして、次の目標が見つかるまでの充電期間として、しばらく休養をとるように勧める。以上の対応を、彼女らが社会復帰へのチャレンジを行うたびに繰り返すのである。

この治療法の要点は、患者の問題点を取り上げないことである。問題点は棚上げしておいて、失敗の中から成功に繋がるわずかな要因を拾い集めることにある。事実、彼女らは失敗を繰り返す体験の中に、小さな成功体験をいくつも経験している。患者や家族は失敗したことばかりに目を向けるが、治療者は小さな成功体験を拾いあげ、それを評価することに専心することが重要である。この対応を継続することは、彼女らの自己否定感を軽減させることに繋がると考えられる。そして、小さな成功体験に目を向ける対応は、治療の場を気のおけない穏やかなものにし、患者の対人不信感を軽減させる一助ともなるであろう。

では、患者の問題点はどうなるのか。一般的な治療では、上手く行かない原因を探り、その原因を改善させることを目指すだろう。つまり、患者の問題点に目を向ける治療だ。しかし、消極的精神療法では、患者の問題点はそのままである。問題点はそのままにして、できることを増やして行く。できることを増やして行きながら、自尊心を育んでもらうのだ。なぜそのようにするのかと言えば、自尊心が育まれて初めて、患者は自分自身の問題点に目を向けることができるようになるからだ。これは、自己否定感や対人不信感が強い患者であればあるほど、重要になる治療の順序であると考えられる（ただし、患者が自ら問題点を話してきた場合には、この限りではない）。

減薬は徐々に行う

ここで、薬物療法についても附言しておこう。社会復帰を目指す際には、通常は減薬は行わない。患者の中には、薬をなくしてから社会復帰するものだと思っている人もいるが、これはとんでもない勘違いである。社会には、本人が考えている以上に不安・焦燥感が強くなる出来事が多い。症状悪化時にはむしろ増薬する可能性があることを、あらかじめ説明しておいた方がいいかもしれない。

実際の減薬は、患者が安定した社会生活を送れるようになってから徐々に行う。「余裕を持って生活するコツ」を摑んだときが、減薬の好機となる。一方、患者の性急な減薬要求には注意を要する。「薬が減ることが、病気が良くなったこと」と捉える患者が多く、良くなった確証を得ようとして減薬を求めることがあるからだ。筆者は、患者が減薬を希望した際には、そのときの状態が悪くないと思っても、二週間待ってから減薬を行うことにしている。二週間後に診察してみると、往々にして調子を崩しているからである。

治療の終結は、徐々に治療間隔が長くなり、いつの間にか外来に訪れなくなる場合が多い。しかし、患者自身が治療の終了を申し出てくることがある。その際に終了が妥当な状態であると判断されれば、継続の可能性を残し、一定量の薬物を処方するなどして治療をいったん終了する。その後、早期に再受診してくる患者の割合は、筆者の経験では半分くらいである。

終結の目安としての自己評価

最後に、治療終結の目安について述べておこう。筆者は、病気が良くなった目安として、次の二つのことを重視している。一つは、仕事量を調節して休息をとる作業を、自分で決められるようになることである。これができるためには、ストレスの程度や疲労具合を自分で判断しなければならない。つまり、自分の調子の悪さの程度を自分で分かることが必要になるのだ。患者は、病気が良くなるとは、二度と調子が悪くならないような完全な健康体になることだと思っている。そんな状態など、誰もなったことがないのに。そうではなくて、病気が良くなるとは、調子がやや悪い状態をなるべく早く察知して、自分で（ときには誰かの助けを借りて）状態を回復させられることをいうのだ。したがって、自分の調子の悪さの程度を自分で分かることは、病気が良くなることの第一歩になるのだ。そのうえで、仕事量を減らしたり、休息時間を増やすなどして、自分で自分の調子を戻すのである。この一連の作業ができるようになれば、治療者の必要性はほとんどなくなったと言ってもいいであろう。

もう一つは、患者が自分で行ったことを、自分で認め、自分で評価できるようになることである。マラソンの有森裕子さんではないが、「自分で自分を誉める」ことだ。別にオリンピックでメダルを取らなくても、自分を評価することは日常生活の中に数多くあるだろう。しかし、患者は人の目や人の判断ばかりを気にして、自分で評価ができないのである。これができるようになることは、他者への依存から脱却していることを示す、明確な徴候であると考えられる。なぜなら、自らを評価するためには、経験に基づいた自分なりの判断基準を持っていなければならないからだ。この判断基準は、社会参加を試みる中で失敗を繰り返しながら、彼女らが自ら摑み取った成果に他ならないのである。

以上の二つは、いずれも「自立」に向けた治療が終結に近づいていることを示す目安である。

表1　経過のまとめ

	初　期	中　期	後　期
食行動	不食、過食・嘔吐、やせ	過食・嘔吐、やせの減少	目立たなくなる
行動化	（多動）	自傷、自殺企図	目立たなくなる
対人関係	（母）親への依存、攻撃	（母）親、治療者への依存、攻撃	友人、恋人、同僚との問題の顕在化
不安の表出	少ない	不安の増大、自己否定感、対人不信感の顕在化	現実的な問題への不安
社会参加	ない、または無理して参加	ほとんどない	参加への試みが繰り返される

これらの目安が認められたとき、筆者は「病気が治った」ことを患者に伝えるようにしている。もちろん、彼女らが治療の継続を希望すれば、その後も通院は続けてもらうのであるが。

以上で述べてきた、治療初期から後期までの経過をまとめたものが〈表1〉である。

第Ⅲ章　症例呈示と消極的精神療法の適応

この章では、消極的精神療法に基づいて治療を行った症例を呈示する。病態レベルの深さによって、軽症例、中等症例、重症例に分けて三症例を述べる。なお、個人の匿名性を保つために、経過の記述は細部を省略、変更してある。

最後に、全体のまとめとして、消極的精神療法の長所と短所を記すつもりである。

1　軽症例

(1)　症例の経過

症例A　初診時一七歳　女性

高校二年生になって、部活動の合唱部で「大役を任されてから」食事が摂れなくなった。その後も「やせたいとは思わなかった」が食事が摂れず、また動き回ったこともあって体重が減り続けた。高校三年生になると体重が一六kg減り、肝機能異常も認めたため近医内科より紹介され、X年八月に当科を受診した（一五五cm、三一kg、BMI＝一二・九、GOT四六、GPT一〇七）。

初診時にAと母親には、身体状態は心配ないこと、食事は食べられる量だけ食べればよいこと、心配なことがあればなるべく言葉で表現するように説明した。その後Aは、母親と共に外来通院を続けた。夏休み中に、徐々にではあるが食事を食べ始めた。過食気味になることもあったが、「味わって食べるようにしています」と話した。体重が増え始めたことに対しても、「あまり嫌だとは思いません」と肯定的に捉えた。

新学期が始まると「部活に行きたくない」と訴え、「食べ出すと止まらなくなるのが怖い」などと話すようになった。「友達とあまり喋りたくない」、「学校では楽しいことがない」と言って、部活動や学校を休むことがみられるようになった。この頃に、体に湿疹が出たり、「遠くへ飛んで行きたい」という発言がみられている。しかし、家族が落ち着いて対応できたこともあり、Aは時々休みながらも、何とか登校と部活動を続けた。そして、この時期に就職の内定を採ることができた。この頃には、Aに食行動の異常ややせはほとんど認められなくなった。

X年一一月に部活動を無事終了させると、Aは一二月から自動車学校に通うようになった。「自動車学校は楽しい」と話し、年が明けると免許を取ることができた。X＋一年二月には高校の卒業試験も無事修了した。この頃には笑顔が増え、明るい表情が多く見られるようになった。

AがX＋一年四月から会社に出勤するようになると、外来には母親だけが訪れた。職場での愚痴を母親にこぼしつつ、「同僚と食事に行ったりしてがんばっている」とのことであった。内服薬を徐々に減量し、同年六月に治療を終了した。

(2) 症例Aの検討

Aは、体重減少が進んでいたものの、やせに対するこだわりは強くなく、精神病的な印象を抱かせることもなかった。部活で大役を任されたことが、なぜこれほどの減量に繋がったのかは初診時に理解できなかったが、その点を除けば病態レベルはそれほど深くはないと思われた。

夏休みに入ってから食事が摂れ始め、体重の増加に対してもさほど抵抗がなかったことから、Aのストレスは主に学校にあることが窺われた。事実、学校が始まると「食べ出すと止まらなくなるのが怖い」と話すなど、一時期過食がみられるようになった。

しかし、「部活に行きたくない」、「友達とあまり喋りたくない」、「学校では楽しいことがない」などと不安や不満を言葉で訴えられるようになり、また、実際に部活動や学校を休むことができたことによって、食行動ややせといった症状は消失していった。病気の症状で、不安や不満を訴える必要がなくなったからである。

ここで、母親や家族の対応が大切になる。せっかく言葉で表現した不安や不満を聴いてもらえなかったら、患者は失望してもとの状態に逆戻りしてしまうかもしれないからだ。Aの母親や家族は、Aの訴えを聴き、理解を示すことができた。そして、部活や学校に無理に行かせることもせず、Aの状態を見守ることができた。家族のこの対応は、Aの人に対する信頼感を回復させたのではないだろうか。その結果、Aは時々休んだり体に湿疹を出しながらも、何とか登校と部活を続けることができたのである。

この難局を乗り越えたことは、Aに少なからぬ自信を与えたであろう。その後もAは、次々とチャレンジを続けた。就職の内定を取り、自動車の免許を取り、卒業試験にも合格した。この時期に笑顔が増え、明るい表情が多く見られるようになったのは、彼女が自信を取り戻し、自尊心を回復したことの現れであろうと思われる。

就職した後には、Aは外来を訪れなくなり、母親だけがしばらく通院を続けた。その間にAは、母親に愚痴を聞いてもらったり、同僚に相談しながら仕事が続けられていたようだった。そこで、治療者の援助はすでに必要なくなったと判断し、治療を終了したのである。

(3)　軽症例の治療

自力での回復を手助けする

軽症例の治療には、消極的精神療法はもっとも適していると考えられる。軽症例であれば、治療者が特別のことをしなくても、自然の経過として回復が期待できるからだ。逆に、積極的な関与を行うと、かえって治療が混乱したり、患者の回復を妨げたりすることになりかねない。

たとえば、Aが治療に訪れたとき、体重減少や肝機能異常があるからといって、無理に食べるように促したり点滴を行ったりしたらどうなったであろうか。Aは食べることを拒み、体重を増やすことに抵抗をしただろう。それほど強くなかったやせへのこだわりを、かえって強化させてしまったかもしれない。なぜなら、Aが食事を摂らなかったり動き回ったりして体重を減らしたのは、学校での苦しさを言葉で表現できなかったからであり、健康を害することでその苦しさを周囲に訴えたかったからなのだ。その真意を理解せず、ただ体重減少や肝機能異常だけを改善させようとすれば、彼女が激しい抵抗を示し、治療が混乱したであろうことは充分に予想される。

また、Aが学校生活や部活動が上手く行かなかった原因を、面接で取り上げて検討したらどうなっただろうか。彼女は自分の問題点を意識させられることになり、いっそう自信をなくしてしまうのではないか。その結果として、診察が苦しいものになるだけでなく、学校や部活動に戻る意欲さえ失ってしまったかもしれない。自信を失い、自分はダメだと思っている患者に対しては、問題点を突きつけても何の解決にもならないのである。

そうであるなら、治療では無理なことや余計なことはしない方がよい。特に、病態レベルが浅い患者であれば、少しの手助けがあれば、自らの力で回復して行くことが期待できるだろう。さらにここが重要であるが、患者が自分の力で治せたと思えることが、本当の意味での回復に繋がるのだ。その後に同様の状態に陥りそうになったときに、自分の力で自らを回復へと導けるからだ。「あの病院に行ったから治った」とか「あの先生に治してもらった」と思っているようでは、調子が崩すたびに病院に通わなくてはならなくなる。それでは、本当に病気から回復していることにはならないのである。

ただし、軽症例の治療においても、少しの手助けは必要になるだろう。その手助けとは、患者や家族の不安感を軽減させることだ。

不安の軽減

患者や家族は、さまざまな不安を抱えて病院に受診してくる。病気に対する不安、体の状態に対する不安、人間関係に対する不安、社会復帰に対する不安、将来に対する不安など、抱える不安は多種多様である。こうした不安に対して、話しを聴くことで、その内容を理解することで、病気が解決する方向を示すことで、患者や家族が行ったことを評価することで、そして薬を処方することで、彼女らの不安感を軽減させるのである。特に、患者や家族の不安を聴き、理解を示したうえで「大丈夫だ」とか「心配ない」と答えることは、相手の不安感を軽減させることに繋がるであろう。ただ、その分治療者の不安感は増大する。治療者が不安を肩代わりすることで、患者や家族の不安が軽くなっているのだ。

たとえば、体重減少と肝機能異常を来していたAの状態に対して、「身体状態は心配ない」とか、「食事は食べられる量だけ食べればいい」と話すのは、患者や家族の不安感を軽減させるためである。そして、「心配なことがあればなるべく言葉で表現するように説明した」のは、病気の解決の方向を示すためであった。こうした対応で本当に良かったのかは、実はこの時点では分からない。しかし、患者や家族の不安を肩代わりするためには、治療者は多少不安であっても保証を与えたり、方針を示したりすることが必要になるのである。

軽症例の場合は、初期の治療によって不安感が軽減すると、患者や家族は回復に向かって動き出すことができるようになる。その後の治療者の仕事は、患者の回復を見守ることだけなのである。

2　中等症例

(1)　症例の経過

症例B　初診時一五歳　女性

X－一年三月（中学二年）頃から不食が出現した。食べようとすると気持ちが悪くなるが、「なぜかは分からなかった」と言う。体重減少が進行したため、同年五月からX年三月まで、D病院小児科で入院を中心とした治療を受けた。小児科を退院した後、X年三月に当科に初診となった。

当科受診時にも、不食と体重減少は認められた（一五一cm、三〇kg、BMI＝一三・二）。表情は硬く、ほとんど話しができない状態であった。高校入学を前に、低栄養、脱水状態が進行したため、二週間ほど入院して点滴を行った。退院後も食事が摂れず、県外の某病院を受診したが、

「期待通りでなかった」ため再び当科に通院するようになった。高校に入学したものの、登校できない日が多かった。

Ｘ年六月頃から過食に転じ、それに伴って自己否定感や希死念慮が出現するようになった。両親の目を盗んで外出し、首を吊ろうとするなど自殺企図が認められたため、七月に医療保護入院となった。病棟では盗食が始まって、他患から非難を受けた。その一方で、別の他患との関わりも増え、この頃から会話が増えた。希死念慮が軽快し、三週間ほどで退院した。

退院後は再び不食に転じたため、外来に通院しながら点滴も行った。この頃Ｂは、「治ってしまうと、みんなが心配してくれなくなるという気持ちがある」と語った。夏休み期間中に食事が少しずつ摂れるようになったが、隠れてお菓子類を食べることもみられた。新学期が始まっても、学校には行けなかった。家では、姉の教科書や財布を隠す行為が認められた。この頃から過食傾向に転じ、やせは目立たなくなっていった。一〇月頃からアルバイトの面接をいくつか受けたが、なかなか採用されなかった。かといって高校にも行けず、一日中寝ているような状態が続いた。

Ｂは、Ｘ＋一年四月に高校を中退し、五月から通信制高校に編入することになった。母親は「通信にも行けるかどうか心配です。甘えもひどいです」などと不安を訴え、自らも調子を崩して他医に通院するようになった。

家族の心配をよそに、Ｂは五月になると通信制の高校に通うようになった。「中学時代の友達がいて話しができた。先生も優しいし、学校は楽しい」などと語った。家の手伝いをするようになり、「好きな人ができた」と話すこともあった。夏休みに入ると、「一日中寝ているような状態で、見ていてイライラします」と母親は訴えたが、一人で県外のイベントに出かけるなど、活動的になる面も認められた。

二学期が始まると、「クラスの雰囲気が変わって馴染めない」と言って、再び登校しなくなった。家族で話し合った結果、二学期は休学することになった。アルバイトを始めたが、一日でやめてしまった。その一方で、家事の手伝いをしたり、楽器を習い始めるなど、復帰に向けて動き出す様子も窺われた。この頃、「派手な子が苦手。よく喋ってくるけど、断るのが得意でない」などと、対人関係の問題を語ることがあった。

三学期になると、Bは再び登校するようになった。家の手伝いは続けており、父親と遠方に遊びに行くこともあった。「友達とは普通に喋っていて楽しい」と話し、試験を受けて単位も取ることができた。春休みにはアルバイトを始め、今回は続けることができた。

X＋二年四月以降は、Bは休むことなく登校が続けられるようになった。休みにはアルバイトをすることもあれば、何もせずのんびりと過ごすこともあった。食行動には特に問題はなく、やせも見られなくなっている。学校生活の不安を時々訴えるものの、実際には何事もなく生活を送っている。X＋三年四月には、短大へ進学する予定である。

(2) 症例Bの検討

Bは、不食ややせへの執着に加え、希死念慮や自殺企図も認められる典型的な摂食障害であると考えられる。現代の症例にしては不食の期間が長かったが、それは当科に受診する前に小児科で長期間入院し、体重を増やすことを目的とした治療を受けたからであろうか。それともB自身が言うように、「治ってしまうと、みんなが心配してくれなくなるという気持ちがある」からであろうか。それともその両方であったのか。いずれにしても不食の期間が続いたため、Bに対しては入院と外来で点滴を行わざるをえなかった。それでも、点滴は末梢からだけにし、入院期間も二週間に限ることにした。

初診時からBは、硬い表情で、ほとんど話しができない状態だった。摂食障害に至る経緯も説明することができなかった。これらからBの病態レベルは浅くはなく、また、当初はかなり対人不信感も強い状態であったと思われる。当科を退院した直後に、県外の病院を受診していることも、それを物語っている。Bは自分の苦しさを言葉で表現することができず、そのため、不食、やせ、自殺企図といった行動化によって周囲に助けを求めたのであろう。

ただし自殺企図に関しては、その手段から自殺を既遂してしまう可能性があると判断されたため、三週間ほどの入院治療を行った。入院中にBは、盗食をして他患から非難されてしまうが、その一方で、別の他患とは話しができるようになった。これはBにとって、一つの転機になったように思われる。退院後に再び不食になった際に、「治ってしまうと、みんなが心配してくれなくなるという気持ちがある」と話すことができたからだ。入院中に他患と話せたことがきっかけになって、Bの対人不信感は少し軽減したのかもしれない。

不食の理由を言語化できた後は、不食ややせは徐々になくなっていった。その代わりにBは、隠れてお菓子を食べたり、姉の教科書や財布を隠したり、一日中寝ているような生活を送ったりするようになった。これらは、「(家族の) みんなに心配してもらいたい」という気持ちの表現だったのだろう。母親に甘えることも多くなり、それに応えきれずに母親自身が調子を崩すことになる。それでも母親や家族は、Bに無理に学校に行かせようとせず、家庭でのBの生活を支えたのだった。この時期に、Bの対人不信感はさらに軽減したのではないかと思われる。

通信高校に編入してからBが、「中学時代の友達がいて話しができた。先生も優しいし、学校は楽しい」と語ったのは、Bの対人不信感がこのときには軽減していたからである。その後に「好きな人ができた」と語るなど、対人関係の対象が広がったことも、それを裏づけている。

しかし、Bの対人関係は、まだ安定したものではなかった。「クラスの雰囲気が変わって馴染めないから」と、二学期に再び登校しなくなったのである。このときの家族の対応は適切であった。家族で話し合い、二学期を休学することに決めたのだ。Bは家事の手伝いをしたり、楽器を習い始めるなどしながら、ゆっくり復帰の準備をすることができた。その間にBは、「派手な子が苦手。よく喋ってくるけど、断るのが得意でない」などと、対人関係の問題を自ら洞察することができた。それは、Bの対人関係が、ただ理想を追い求めるのではない、現実的な関係に近づいたことを意味している。その結果としてBは、三学期から再び登校することができたのである。

さらに、Bの自己否定感についても検討しておこう。Bの自己否定感は、過食傾向になってやせを失い、自殺企図を行った頃が最も強かったと思われる。その後は、対人不信感が軽減したことと相俟って、自己否定感は徐々に軽減している。通信高校に入って友人関係が少しずつ広がり、試験を受けて単位を取り、アルバイトを行うなどして、Bは少しずつ自信を取り戻している。短大への進学が決まったことも、彼女の自信に繋がったであろう。

こうして、Bの自己否定感は少しずつ軽減されているが、まだ充分に自尊心が育まれるところまでは達してないようだ。それは、食事ややせへの執着がなくなり、実生活でも何事もなく生活できているBが、まだ通院を希望しているからである。治療者の今後の役割は、彼女の経過を見守りながら、成功体験を拾い上げ、良い側面を認めて評価して行くことだと思われる。

(3)　中等症例の治療

入院期間の短縮

中等症例の治療においても、消極的精神療法が有効になる点がいくつか認められる。まず、入院期間が大幅に短縮されることが挙げられよう。たとえば、Bの入院治療は、小児科で体重を改善させる治療を行った際には一〇カ月近くかかっている。それでも退院した後には、すぐに不食とやせへのこだわりが復活し、当科を受診したときには再び低栄養、脱水状態に戻っていた。このように、体重を治療目標にした入院治療は、労力と期間を要する割に治療効果は乏しいと考えられる。

一方、当科でのBの入院治療は二週間であった。しかも、末梢から点滴を行っただけである。もちろん、それは一時しのぎの治療に過ぎない。入院治療によって、Bの身体状態が完全に回復するわけではない。しかし、消極的精神療法が目的としてのは、身体状態の完全な回復ではなく、危機的な状態を脱することにある。そして、「われわれは、本当に身体状態が危ないときに一時的に援助するだけですよ」と、短期間の入院治療を通して伝えることなのである。

体重の改善や、やせへのこだわりをなくすことを治療の目的にしないでいると、逆にこうした症状は早くなくなりやすい。Ｂの場合は、不食→過食→不食→過食傾向と揺れ動いたが、それでも半年ほどで食行動ややせへのこだわりは目立たなくなった。これも、消極的精神療法の効用であろう。

希死念慮や自殺企図に対しても、同様の対応を行う。心身の状態が危ないときに、一時的に入院治療を行うだけに留めるのだ。そして、苦しい気持ちを行動で示さずに、言葉で表現するように説明するのである。こうした対応を行っても、何度も自傷行為や自殺企図を繰り返す患者もいるが、Ｂの場合は三週間の入院治療を行った後は、希死念慮や自殺企図はみられなくなった。ただし、苦しさをすぐに言葉で表現できたわけではなく、お菓子を隠れて食べる、姉の教科書や財布を隠す、一日中寝ているなど、行動によって自分の苦しさを周囲に伝えようとする姿勢はしばらく続いた。それでも、周囲がおおげさに反応するようなことがなければ、こうした症状もやがて消失して行くのである。

ここまでは消極的精神療法の利点を挙げてきたが、もちろんそうした面ばかりではない。以上のような対応を行っていると、治療者や家族の不安感が高まるのである。

治療者と家族の不安

たとえば、Ｂの低栄養脱水状態に対して二週間の点滴治療を行ったが、治療者にとっては、本当にこれだけの治療でよいのか、Ｂの身体状態が今後さらに悪化していかないかという不安感が残る。自殺企図をした前後も同様であろう。はたして三週間の入院期間でＢの希死念慮は軽快するのか、今度こそ自殺を既遂してしまうのではないかと不安でいられなくなるのだ。もちろん家族も、治療者と同じように不安を感じるだろう。家族の不安感を軽減させるためには、治療者が「心配ない」と保証をしなければならないが、家族に保証を与えることも、治療者にとってはさらなる不安を招くことになる。

さらに、家族は、患者から攻撃性を向けられることもしばしばだ。消極的精神療法では、患者が「最初の反抗期」に目覚め、自己主張や攻撃性を家族や治療者に向けてくることを回復のための第一歩と捉えている。家族の中でも母親は、患者の自己主張や攻撃性をもっとも向けられやすい立場にある。そのため、この時期に、母親が調子を崩すことがときどき認められる。Ｂの場合には、明確な攻撃性はみられなかったが、Ｂの自己主張や甘えに疲弊し、母親が調子を崩している。このように、消極的精神療法は、治療者のみならず家族にとっても苦しい治療法なのである。

一方、患者自身にとってはどうであろうか。実は、消極的精神療法は、患者にとっても苦しい治療法である。なぜなら、患者に対して常に「主役」であることを求め、基本的には自分で治して行くことを要求するからである。治療者はあくまでも「援助者」に過ぎず、状態が悪くなったときしか助けてはくれない。治療方針を決定し、回復に至る道のりを主導してくれる治療に比べれば、消極的精神療法は患者にとっても負担の多い、つらい治療法だと言えるだろう。

ただし、こうした患者、家族、治療者のつらさは、治療後期の前半までで概ね終わる。社会復帰への自信がわずかでも芽生えてくれば、治療の場からは不安感や緊張感はほとんど消失する。後は、患者自身が経験を積んでいく過程を、見守って行くだけになるのである。患者が「主役」であり、家族が苦労して患者を支える治療は、やがては患者や家族が自信をつけ、社会で生活する力をつける治療でもあるのだ。

3　重症例

(1)　症例の経過

症例C　初診時一七歳　女性

中学二年から不登校になり、高校には最初から登校できなかった。一五歳頃から過食・嘔吐を繰り返すようになり、Eクリニックに通院していた。一六歳頃からリストカットや多量服薬が始まったため、F病院に入院し、退院後も外来で治療を受けていた。一七歳から通信制の高校に通うようになった。家族の希望もあって、X年八月に当科が紹介された。

当科初診時にCは、硬い表情で感情の表出に乏しく、ほとんど話しをすることができなかった。過食・嘔吐によるやせ（一六〇cm、三二kg、BMI＝一二・五）と軽度の肝機能異常を認めた。初診後もリストカットが続き、救急外来を度々受診するようになったため、Cの希望でX年九月に当科に最初の入院となった。入院後も表情は硬く、小声で言葉少なに話すことしかできなかった。過食・嘔吐が続くため末梢から点滴を行ったが、身体状態はほとんど改善しなかった。同様の状態が続くうち、Cが退院を希望するようになり、一カ月余りで退院することになった。

Cは外来通院を続けたが、やはり面接ではあまり話しができなかった。過食・嘔吐は継続しており、それが一晩中続くことも希ではなかった。加えて何カ所にも及ぶ深い傷を作るリストカットや多量服薬、首を吊ろうとするなどの自殺企図も認められたため、X年一一月からX＋一年一〇月までの一年間に、計三回の入院治療を行った。入院期間は二〜四週間で、入院中も過食・嘔吐が続き、点滴を行ったが身体状態は改善しなかった。三回目の入院では盗食が目立つようになり、他患との関係が悪化したため退院を余儀なくされた。そのため、四回目の入院では最初から二週間と期間を決め、盗食が顕在化する前に退院してもらうことにした。

Cは退院して家に帰ると生活のパターンを自分で決め、それを一つでもこなせないとパニックになった。こうした状態のままX＋一年の年末にアルバイトの予定を入れ、仕事が始まる直前に過食が止まらなくなって、X＋二年一月に五回目の入院になった。

五回目の入院でCは、「お母さんに申し訳ない。私なんかいない方がいいんじゃないかと思う」、「普通になると私を見てくれなくなる気がして……、治りたいのに治りたくないという変な感情がある」と話すことができた。

退院後も、過食・嘔吐は続いた。それに加えて、この頃から気分の波が大きくなる傾向が現れた。気分の良いときは学校やトレーニングジムに行けるのだが、目標が達成できないと自暴自棄になって希死念慮が強くなり、ほとんど寝たきりの状態になった。Cは気分が落ち込んだときに入院を希望し、X＋三年六月までの一年半の間に、一～二週間の入院治療を計三回（六～八回目）行った。入院後も過食・嘔吐は続いたが、Cが拒否したため点滴は行わなかった。

食行動は相変わらずであったが、X＋三年八月頃からは学校での様子や進路の話題などを話すなど、面接での会話が増える傾向が認められた。一〇月頃には、少し大人びた印象を受けるようになった。一一月に過食が減少した際には不安感が非常に強くなり、「自分のすべてが嫌になって死にたくなる」、「周りが信じられなくて怖い」などと訴えた。

X＋四年一月頃から、Cは外見的に少しふっくらして、やせがほとんど目立たなくなった。三月には進級をめぐって一時的に焦燥感が強くなり、進級を諦めた後は自閉的な生活に陥った。四月からは徐々に学校に行けるようになり、ジムに通ったり、友達と遊んだりするようになった。この頃から、近くの飲食店でアルバイトを始めた。六月に入った頃から睡眠がとれない状態になり、七月に両腕を十数カ所自傷し、出血がひどかったため救急外来に搬送され、処置を受けた後に九回目の入院となった。

入院後にCは、穏やかに自分のペースで過ごすことができた。「対人関係が増えるとしんどい。いろんな人に合わせると疲れる」、「大学とか考えて気持ちが焦っていた」などとCは語った。入院中に初めて過食・嘔吐がほとんどなくなり、三週間ほどで退院した。

しかし、退院後に卒業を意識するようになり、再びCは過食・嘔吐にとらわれるようになった。過食が次第に悪化して日中に起きていられなくなり、夜中に叫んだり、壁を叩いたりすることもあった。年末の学外実習が不安なようであったが、実際に行ってみると問題なく過ごすことができた。そして、実習から帰ってからは、「病気を意識せずに、普通の自分に戻れた」、「親と一緒にいると頼ってしまうのが分かった」などと話した。

X＋五年になると卒業が決まり、それに伴ってCは落ち着きを取り戻した。卒業後は進学はせず、いくつかのアルバイトを転々とした。アルバイトは数カ月間続くようになったが、対人関係を気にして緊張する傾向がみられた。過食・嘔吐はまだ続いており、特に家にいる時間が長いと激しくなる傾向が認められた。やせはあまり目立たなくなっているものの、激しい過食・嘔吐の後は体がつらそうである。表情はずいぶんと豊かになり、笑顔も見られるようになった。面接では、自分の悩みや心配なことを話せるようになっている。全般的な状態はまだ充分に安定しておらず、些細なことで調子を崩す可能性があるように感じられる。

(2)　症例Cの検討

Cは一五歳から過食・嘔吐とやせを認め、さらに一六歳からは自傷行為や自殺企図がみられるなど、低年齢から典型的な症状が出現していた。さらに、診察時には、硬い表情で感情の表出に乏しく、ほとんど話しをすることができなかったことから、当初から病態レベルは深い印象を受けた。

Cの特徴を挙げると、症状の激しさと感情や言葉の表出の乏しさが、対照的なことであった。一晩中続く過食・嘔吐や、何カ所にも及ぶ深い自傷、首を吊ろうとするといった激しい症状に比べ、感情がほとんど表出されず、苦しさを言葉で訴えることはまったくと言っていいほどなかった。そのため、Cの苦しさは行動化を通して伝わってくるものの、死んでしまうのではないかという心配が先に立って、彼女の気持ちに寄り添うことがなかなかできなかった。これは、家族だけでなく、筆者もそうだったように思う。

過食・嘔吐による身体状態の悪化、激しい自傷行為や自殺企図の際に短期間の入院治療を行ったが、入院治療を重ねても心身の状態が目に見えて改善することはなかった。激しい症状が多少軽くなって退院し、外来通院を続けるうちに症状がまた激しくなる、という繰り返しが長い間続くことになった。

Cが初めて苦しさを言葉で表現したのは五回目の入院のときであり、筆者にかかるようになってからすでに一年半が経過していた。このときCは、「お母さんに申し訳ない。私なんかいない方がいいんじゃないかと思う」、「普通になると私を見てくれなくなる気がして……、治りたいのに治りたくないという変な感情がある」と話すことができた。もちろん、それまでにもCが話しをすることはあったが、感情が伴っていないために彼女の思いがなかなか伝わってこなかった。しかし、このときには筆者にも初めて、「なるほど、Cはこんな風に考えていたんだ」と実感を伴って理解することができた。

ただし、この後でCの状態が順調に改善したわけではなかった。確かにCは、退院後から学校に行ったりスポーツジムに通ったりするなど行動が積極的になった。しかし、目標が達成できないと、自暴自棄になったりほとんど寝たきりの状態になったりした。そして希死念慮が強くなった際などに、再び入院を繰り返すことになったのである。

面接での会話が増え、Cが学校での出来事や進路の話題などを相談してくるようになったのは、初診から三年ほど経ってからだった。このころには一時過食が軽減したが、代わりに不安感が非常に強くなり、「自分のすべてが嫌になって死にたくなる」、「周りが信じられなくて怖い」などと訴えることがあった。その後も過食・嘔吐は続いたが、徐々にやせは目立たなくなっていった。

学校は行けたり行けなかったりであったが、友達と遊んだりできるようになるなど、対人関係は少しずつ広がっていった。初診から三年八カ月ほど経ったころ、Cはアルバイトを始めた。しかし、二カ月ほど続けた後で、両腕を十数カ所自傷して救急外来に搬送された。出血もひどかったために入院することになったのだが、筆者は入院後に初めてCがアルバイトをしていたことを知った。筆者に相談すれば、アルバイトを止められると思ったのだろうか。筆者はそのことには触れず、初めてのアルバイトを二カ月間も続けられたことを評価した。その際にCは、「対人関係が増えるとしんどい。いろんな人に合わせると疲れる」、「大学とか考えて気持ちが焦っていた」などと話すことができた。このときの入院で、初めて過食・嘔吐がほとんどみられなくなり、Cは穏やかに自分のペースで過ごすことができた。

しかし、退院後には卒業を意識するようになり、再びCは過食・嘔吐にとらわれるようになった。学外実習も不安だったようで、過食が次第に悪化して日中に起きていられなくなり、夜中に叫んだり、壁を叩いたりすることもあった。これほど不安感が強くなっていたCであったが、実際に実習に行ってみると呆気ないほど問題なく過ごすことができた。そして、実習から帰ってからは、「病気を意識せずに、普通の自分に戻れた」、「親と一緒にいると頼ってしまうのが分かった」などと話した。この経験は、少なからぬ自信をCに与えたようである。

高校卒業にCは進学をせず、いくつかのアルバイトを転々としている。アルバイトは次第に長く続くようになっているが、対人関係での緊張が強く、それがアルバイトをやめる原因の一つになっている。やせは目立たなくなっているものの、過食・嘔吐は続いている。ストレスが積み重なったときなどは、過食・嘔吐が長時間続くこともある。表情はずいぶん豊かになり、笑顔も見られるようになった。面接では、自分の内面の問題点や苦しさを、自分から話すことができるようになっている。初診からすでに五年半が経過しているが、全般的な状態はまだ充分に安定しているとは言えず、非常にゆっくりとした回復の経過をたどっているように思われる。

(3) 重症例の治療

治療期間の長期化

重症例に対する消極的精神療法には、賛否両方の意見があるかもしれない。問題点を挙げるとすれば、治療期間がかなり長くかかることだろう。たとえば、Cの場合は、筆者が治療を始めてからすでに五年半が経過しているが、まだ過食・嘔吐の症状は残っており、アルバイト先での対人緊張も強い状態である。これまでに九回の入院歴があり、その間には激しい症状が繰り返されてきた。こうした経過に、治療者はまだしも、家族が付き合うのは大変なことである。幸いCの家族は気長に治療に参加してくれているが、どの家族も長期間の治療に耐えられるとは限らないであろう。

では、なぜ重症例に対する消極的精神療法では、長い治療期間を要するのか。そもそも重症例では、治療に時間がかかる。それは、重症例では対人不信感や自己否定感が強いからである。たとえば、Cの場合は対人不信感がなかなか軽減せず、苦しさを言葉で表現できるまでに一年半を要している。また、自己否定感もなかなか軽減せず、九回目の入院前にも激しい自傷行為が出現している。

このように対人不信感や自己否定感が軽減されるまでに時間を要するのは、他の治療法でも同様であると思われるが、それとは別に、消極的精神療法に特有の要因も考えられる。その要因とは、消極的精神療法が患者主導の治療法だという点である。治療は患者が「主役」で、治療者はあくまで「援助」をする役割である。そして、治療者がある程度は治療の方向性を示すが、それを選ぶかどうか、別の選択をするかどうかの決定権は患者が握っている。したがって、患者が治りたいと思わなければ、治療はまったく進展しないのである。

治りたい気持ちと治りたくない気持ち

ここで、治りたくない患者など本当にいるのか、という疑問について答えておこう。もちろん、一〇〇パーセント治りたくないと思う患者などいないだろう。病気は苦しいものであるから、程度の差こそあれ、治りたい気持ちは誰でも持っているはずである。

では、その反対に、一〇〇パーセント治りたいと思う患者はいるだろうか。身体の病気なら当然いるだろう。ところが、精神疾患はそうではない。以前にも指摘したように、病気が良くなることが、家庭なり、学校なり、職場なりに戻ることに繋がるからだ。すなわち、病気が治ることは、（家庭への復帰も含めた）社会復帰を意味するのだ。ところが、復帰する家庭なり、学校なり、職場は、多くの場合は病気が起こるきっかけを作った、つらく苦しい場所だったはずである。そうであるならば、病気が治って社会復帰することは、つらく苦しかった場所に戻ることを意味するのだ（同様に、退院して家庭に戻ることは、嬉しいばかりでなく、つらく苦しいことでもあるはずなのだ）。

つまり、精神疾患の場合は、治りたい気持ちと治りたくない気持ちの両方が存在するのである。その割合は、概ね半々であることが多いだろう。そう推察するのは、患者自身の気持ちが両方を揺れ動くからだ。たとえば五五パーセント治りたくて四五パーセント治りたくないときは、患者は治りたいと言うだろうし、逆に四五パーセント治りたくて五五パーセント治りたくないときは患者は治りたくないと言うだろう。患者の気持ちが揺れ動くのは、この両者の間を行ったり来たりしているからである。先に指摘した、「患者が治りたいと思わなければ」というのは、この意味においてなのである。

話しが逸れてしまったが、いずれにしても、たとえ五一パーセントと四九パーセントでも、患者が治りたくない気持ちの方が強い間は、治療は進展しない。その間は、摂食障害の症状が悪化したり多少軽快したりを繰り返し、社会復帰に向かう姿勢が現れてこない。

治りたいと思うまで「待つ」

この場合、消極的精神療法では、患者が治りたいと思うまで「待つ」姿勢を続ける。待つというのは、まったく何もしないでいるわけではない。社会復帰へと向かう不安を聞いたり、社会復帰に対する問題点を話し合ったりはする。しかし、治療者が患者を説得したり、ましてや強制することはしない。社会復帰に向けて援助はするが、本人の意志が出てくるのをあくまで待つことを基本とするのだ。そのため、重症例で病状がなかなか改善しない場合には、さらに時間を要することになるのである。重症例以外でも、社会復帰に対する患者の不安が強い場合や、社会復帰のための条件面が悪い場合でも、同様に回復には時間がかかることになるだろう。

では、なぜ治療に時間をかけてまで、患者の意志を優先するのか。一つには、それが患者にとっては自然の経過であり、無理のない回復に繋がると思われるからだ。患者にとって自然で無理のない回復が、副作用や後遺症を少なくする治療法ではないかと筆者は考えている（精神療法にも、薬と同様に副作用や後遺症がある）。もう一つの理由は、病気が回復したときに、患者が自分自身の力で病気を克服できたと思えるためだ。誰に強制されるのでもなく、自分の意志で病気を治す道を選択し、自分の努力で病気を治せたと実感できるためには、たとえ時間がかかっても患者の意志がはっきりするまで待つことが必要だと思われる。

そして、最後の理由であるが、患者がどのような道を選ぼうとも、それが患者の人生だからである。社会復帰に向かう人生が、患者にとって幸せに繋がるとは限らない。病気のままでいる方が、彼女らにとっては苦しまないですむ方法かもしれない。その選択を、われわれが勝手に変えてはならないのではないか。この姿勢は、ある意味では冷たいように映るだろうが、治療者は患者の人生にまで踏み込むべきではない、と筆者は考えているのである。

4 消極的精神療法の長所と短所

最後に、消極的精神療法の長所と短所を簡単に述べ、これまでのまとめとしよう。

(1) 消極的精神療法の長所

① 一回の診療が短時間ですむ

初診は別として、再診の診察では診療時間を短時間で終わらせることができる。筆者の平均的な診察時間は数分程度で、統合失調症やうつ病などと大差のない時間で診察を行っている。短時間ですむ一番の要因は、症状を改善させるための話し合いや患者の内面の問題点を検討する作業を診察で行わないからである。また、患者が状態を変えたくないと思っているときにはその状態を維持するし、状態が悪いときには、基本に立ち返って睡眠と食事（摂食障害の場合はできる範囲で）と内服をきちんと取り、しっかり休養することを勧めるだけなので、患者と討論になるようなこともない。さらに、患者が回復のための努力をしているときにはその姿勢を評価し、小さな成功体験を探してそれを取り上げるだけなので、これも時間を要することがない。患者の状態が良いときには治療者は事細かに話しをする必要はなく、診察の最後に「この調子でやってください」と話すだけなのである

ただし、経過の中で、行動化が行われる際の気持ちや意図を患者が自ら言語化しようとする場合、症状が消失する際の不安感や孤独感が語られる場合、社会復帰に向けての不安・焦燥感が語られる場合、復帰の試みが上手く行かなかった際の絶望感、抑うつ感が語られる場合などは、時間をとってしっかりと患者の話しを聞くことが必要になる。

②長期間の入院治療を要しない

入院治療はだいたい二週間から四週間で、一部の例外的な症例を除いて入院期間は短期間ですむ。例外的な症例とは、病気が慢性化して入院治療の効果がほとんど得られない場合や、家族の受け入れが悪く退院がなかなかできない場合である。これらの場合を除けば、入院治療は緊急避難的な意味合いが強く、身体状態や精神状態が危険な状況を一時的に改善させる目的で、短期間の入院を行うのである。

入院治療にも「副作用」があって、長期間の入院によって、患者がより依存的になったり、他患とのトラブルなどで対人不信感や自己否定感を強めてしまうことがある。短期間の入院治療は、こうした副作用を防ぐことにも繋がるであろう。

③鼻腔栄養やＩＶＨなどの厳重な身体管理を必要としない

消極的精神療法では積極的な栄養補給は行わず、輸液を行う場合でも末梢からの点滴に限定する。そのため、鼻腔栄養やＩＶＨといった高カロリーの栄養補給を行ったり、頻回の血液検査による厳重な身体管理は行わない。その利点としては、身体の専門的知識がなくても治療が行えるし、単科精神病院でも入院治療が可能なことが挙げられる。さらには、治療を安価で行うこともできるだろう（その分、病院の収益には貢献できなくなるが）。

④治療方針をめぐる、主治医－患者間の軋轢が少ない

消極的精神療法は、患者が「主役」になる治療法である。治療者は治療の方向性を示すが、それを選択するかどうかはあくまで患者が決定する。治療者は患者の決定に対して、それが好ましくないと思った場合にはその旨を患者に説明するが、それでも患者が自分の決定を変更しなければ、治療者はその決定を尊重する。治療者が患者の意志に反する治療を行うのは、患者の心身の

状態が悪化し、そのままでは生命に危険が及ぶと判断される場合だけである。

このように消極的精神療法では、患者が治療の方向を主導するという方針であるため、主治医－患者間で治療方針をめぐって対立することが少ない。そのため、診察で緊張したやり取りが減り、診察の場の雰囲気が穏やかなものになりやすい。

⑤病気が改善して行く際の、患者の達成感が大きい

先にも述べたように、消極的精神療法は、患者が治りたいという気持ちが出てくるまで待つ治療法である。そのために、病態レベルが深い場合や社会復帰に対する患者の不安が強い場合、そして社会復帰のための条件面が悪い場合でも、治療の進展に時間がかかる。

しかし、患者がいったん治りたいという意志を示し、自分が方向性を選択して治療が進展した場合は、その成果は患者自身に帰ってくる。つまり、患者が自分の意志で治そうと決意し、自分の選択で方向性を決定し、自分でがんばって結果を出したのであるから、治って行く際の達成感はその分大きくなるのである。その達成感は、治療者の関与が大きく、治療者に病気を治してもらったと感じる場合と比べると、格段に大きなものになるであろう。

⑥患者が主治医に頼らず、自立して行きやすい

改善して行く際の達成感が大きければ、患者が主治医に頼ろうとする姿勢は少なくなって行くだろう。そして、次第に主治医の必要性が減って行き、やがては患者は自立して行くことになる。患者が自立した時点が、治療が終了するときである。

患者の自立が進んで治療が終了した場合には、患者の受診が次第に遠のき、気がつけばいつの間にか受診しなくなっている、という終了の仕方になる。そのために、治療の終了時点で、患者から「おかげさまで良くなりました」とか、「本当にありがとうございました」と言われることがない。筆者が内科医の時代には、大した治療もしていないのに「命の恩人です」と言わんばかりの感謝を受けたものだが、精神科医になってからは、感謝されることがほとんどなくなってしまった（たまに感謝されるときもあるが、その場合はたいてい患者は躁状態になっている）。少し寂しい気もするが、自立を目指す治療を行う以上、それは仕方のないことであろう。

(2)　消極的精神療法の短所

①主治医の不安感が強くなる

消極的精神療法は、治療的な関与を最小限にすることを目指す治療である。それは別の面で言

えば、治療者の不安感が大きくなる治療法でもある。なぜなら、積極的な治療を行った方が、治療者は安心できるからである。心身の状態が悪いときに、入院治療を行って強固な枠組みを作り、積極的な栄養補給を強制する方が、治療者としてははるかに安心なのだ。

逆に、患者の病状が悪いときに、治療的な関与を増やさないことは、治療者の不安感を募らせることに繋がる。そのため軽症例はともかく、中等症例や重症例の治療では、治療者は治療的な関与が少ない状況で、患者の状態が悪化するかもしれないという不安と闘わなければならない。

②身体状態の悪化や繰り返される行動化に、じっと耐えなければならない

中等症例や重症例の摂食障害では、身体状態の悪化や自傷行為、自殺企図などの行動化が何度も繰り返される。消極的精神療法では、その際に必要最低限の治療を緊急避難的に行うだけである。患者としては、身体状態の悪化や行動化によって、もっと注目を集めたり、苦しさをアピールしたいのに、そのような素っ気ない対応をされては「心外」であろう。そのため、しばらく身体状態の悪化や行動化が繰り返されることがある。あまり何度も繰り返されると、治療者としては「何をやってるんだ」とか「いい加減にしろよ」と言いたくなることもあるだろう。しかし、「それを言ったらおしまい」なのだ。その一言が、行動化を負のスパイラルへと向かわせることは、以前にも指摘した通りである。

そこで治療者は、繰り返される身体状態の悪化や行動化に対して、じっと耐えなければならない。これは、「言うは易く行うは難し」である。多少態度に出てしまうのは仕方のないことだが、どうしても耐えられそうにないときには、「精神科医は、これで給料をもらっている」と自分に言い聞かせるしかないであろうか。

③症状が軽減する際に生じる患者の不安感を、肩代わりしなければならない

患者の症状には、存在する意義がある。患者は普段から、自分だけでは対処できないほどの大きな不安を抱えている。患者は、病気の症状によって、その抱えきれないほどの不安とバランスを取っているのだ。つまり、不安が大きくなれば、それだけ症状が重くなって、精神のバランスを保たせるのである。

逆に、症状が軽くなるときには、不安が小さくなっていなければ精神のバランスは保たれない。ところが往々にして、症状が軽くなった際に、それに見合うほど不安が小さくなっていないことがある。その不安を、治療者が一時的に肩代わりする必要があるのだ。不安を肩代わりするとは、たとえば不安要素の多いことに対して、「大丈夫ですよ」とか「ダメだった場合は、また一緒に検討しましょう」などと保証を与えることである。患者の不安が減る代わりに、治療者がその不安を受け取るのである。

このように消極的精神療法は、実際に行うことは少ない代わりに、治療者が不安感を感じることが多い治療法だと言えるだろう。

④短期間の入院治療が、何度も繰り返されることがある

消極的精神療法では、一回の入院期間は二〜四週間と比較的短期であり、その目的は心身の状態が悪化した際に、一時的に状態を改善させることにあった。入院治療は緊急避難的であり、病状の根本的な改善を目指すものではなかった。したがって、病状が安定しなければ、短期間の入院治療が何度でも繰り返されることがあるのだ。これは重症の患者ほど、その可能性が高くなるであろう。

⑤患者自身が良くなりたいと思わなければ、同様の状態が延々と続く

消極的精神療法は、患者の意志を尊重する治療法である。そのために、病状が改善した場合は患者自身の達成感が大きく、さらには患者が自立して行きやすいという長所があった。しかし、逆に言えば、患者が良くなりたいと思わなければ、治療はほとんど進展することがない。そして、同じような状態が延々と続くことにもなるのだ。

これは、病気の慢性化にも繋がる要因ともなるため、今後の検討課題であると考えられる。

⑥主治医に頼りたい、方針を示してほしいと希望する患者には向かない

身体疾患の治療においても、最近は患者が治療法を選択する機会が増えてきているようだ。その際に治療者は、病気の状態と共に、選択しうる治療法を患者に提示しなければならない。患者はその中から、自分の希望する治療法を選び取る。この方法は、自分で納得して治療が行える点、治療に積極的に参加していると実感できる点においては優れていると言えるだろう。一方で、患者にとっては自分の病気についての理解を深めなければ治療法の選択ができず、自分で責任を負わなければならない点では負担の大きい方法である。それなら、主治医を信じ、主治医に治療方法を一任した方が、余計な心配をする必要もなくていいという人もいるのではないだろうか。

精神疾患についても同様であろう。主治医を信頼し、主治医に頼り、そして主治医の治療方針に従って治療を受けたいと希望する患者もいるのではないか。そのような人に対しては、消極的精神療法は向かない治療法であると思われる。

一方、治療者にもさまざまなタイプがあり、治療者のタイプによって治療法にも適するものとそうでないものがあるのかもしれない。そうした意味では、自分が主体的に治療を進めたいタイプや、不安感を抱えることが苦手なタイプの治療者にとっては、消極的精神療法は実践しにくい治療法ではないかと考えられる。

終　章　文化と摂食障害

1

よく知られているように、精神疾患は文化によって、または時代によってその様相を異にする。摂食障害もまた、文化と時代に大きく影響される疾患の一つであると言えるだろう。

人類が飢餓の不安から解放されたのは、ごく最近のことである。いや、現代においても、飢餓のない社会は一部で、多くの社会においては飢餓に苦しむたくさんの人々が存在している。そのような社会では、そもそも摂食障害という疾患は存在しない。飢餓状態で拒食する人はいないし、過食・嘔吐をしようにも食べ物自体がないからだ。

したがって、摂食障害は豊かな社会にしか生まれない。しかし、食べ物が豊富にあるだけでは疾患として発症しない。それに加え、やせた体型が美しいとされる価値観が社会で共有されていなければ、摂食障害は成立し得ないのだ。やせた体型に価値があるという前提が存在するから、彼女らはやせを目指し、やせに執着するのである。

では、やせた体型が美しいとされる価値観は、どうして生まれたのだろうか。そこには、飽食の時代が生んだ、希少価値を称える思想があるように思われる。なぜなら、やせた体型に価値があると認識しているのは豊かな社会だけで、逆に貧しい社会では豊満な体型が美しいとされるからだ（念のために断っておくが、ここで言う「豊かな社会」とは、物質的に豊かという意味で、精神的、文化的に豊かという意味ではない）。

たとえば、愛と美の神であるヴィーナスは西洋絵画や彫刻で数多く描かれてきたが、いずれも豊満な体型をしている。日本でも「縄文のヴィーナス」と呼ばれる土偶は豊満な体型であるし、平安時代の美人画はみな「おかめ顔」である。南米や太平洋諸国では、現代でも太っていることは美の象徴とされるし、アフリカでも太っていることを魅力的であるとする地域が多い。飢餓の心配のある社会では、太っていることは富の象徴として捉えられるし、子どもを産んだり健康で長生きできる能力が高いと見なされ、尊重されてきたのであろう。このように、人類の歴史のほとんどは、または現代でも多くの社会では、太っていることが美の基準の重要な要素なのである。

それが、豊かな社会では、飽食の時代の到来と共に価値観が逆転してしまった。やせていることが美しいという価値観が、新たに誕生したのである。これはもしかすると、人類史上初めての、非常に特別な価値観が生まれたことを意味するのかもしれない。われわれはこの価値観に慣らされてしまっているが、仮に古代や中世の人々が現代のスレンダーな美人を見たら、卒倒してしまうくらい特異な美的基準なのかもしれないのである。

2

やせた体型を美しいとする価値観は、資本主義の社会ではさらに拡大再生産されることになった。いわゆる、やせることの「商品化」である。

巷には、ダイエットに関する情報が氾濫している。ダイエット本がいくつも出版されて、中にはベストセラーになっているものまである。インターネットでは「○○キロだった私が、たった1カ月で△△キロに！」という文字がおどり、テレビのコマーシャルではさまざまなダイエット商品が流されている。テレビではダイエットを扱った番組が流され、どれだけやせたかを競って視聴者の美意識を煽っている。その反対に、大食いを競う番組まである（出演者の多くは、過食症ではないのか？）。ダイエットに関する商品は、やせるための食品から運動器具まであらゆるものが売り出され、その効果を喧伝し合っている。

これらは、やせることを礼賛し、やせるためのあらゆる手段を商品化し、その商品を販売して利益を得ようとする、金儲けのための連動したシステムになっている。ダイエットはもはや、経済活動に組み込まれた社会的運動であるとさえ言えるだろう。

ダイエットブームは、日本では好景気に支えられて一九八〇年代から始まった。バブル崩壊後の不景気な時代になっても、ダイエットブームは「お金を使わない手軽なもの」に形を変えて生き延びた。さらに二〇〇〇年以降にも、「科学的根拠に基づくもの」とか「激しい運動を伴うもの」などとしてブームになった。こうしてダイエットブームは、現在に至るまで、手を変え品を変えながら連綿と続いている。

その結果、やせることの価値観は、あらゆる地域で、あらゆる年代にまで浸透することになった。それに伴って摂食障害は、発症患者の多様化と発症者数の爆発的増加をもたらすことになったのである。

一方で、日本人の食生活は豊かになり、誰もが、必要以上に食べられる環境が整えられた。資本主義社会では、「食べ物を粗末にしない」とか「捨てることはもったいない」とか「腹八分目がちょうど良い」といった発想は根絶されて行くのであった。さらに、食生活の利便性が追求されるようになり、いつでも、どこでも、どれだけでも食べ物を手にすることができるようになった。特に、コンビニエンスストアーの発展は、食生活の利便性をいっそう向上させる役割を果たした。

その反面、コンビニの存在は、過食症を全国的に増加させる役割を果たしたのではないだろうか。一八九〇年代の後半に、バブル景気と共にコンビニは全国に展開された。同時期以降に日本で過食症が増加したのは、決して無関係ではないように思われる。

古典的な過食症は、「一晩で冷蔵庫を空っぽにする」と言われた。しかし、今は冷蔵庫を空っぽにする必要はない。夜であろうと、明け方であろうと、コンビニに行けばいくらでも食べ物が手に入るからである。

昔の小売店ではこうはいかなかった。夜間に店が閉まっているから、という理由だけではない。たくさんの食べ物をいっぺんに買うと、顔見知りの店のおじさんやおばさんにいぶかしまれたのだ。「どうしたの、そんなにたくさん買って」と言われるし、場合によってはそれが元で相談に乗ってくれることさえあっただろう。ところがコンビニでは、どのような理由があろうとも、たくさん買ってくれる客ほどいい客である。笑顔で、「ありがとうございました。またおこし下さいませ」と言ってもらえるだけなのである。

過食症の患者も、やせに対するこだわりは強い。過食してしまったものは、体の外に出さなければならない。いわゆる浄化（purging）である。浄化の手段は自己誘発性嘔吐が多いが、下剤の乱用も少なくない。その際に使われる下剤も、現在では簡単に手に入るようになった。薬の量販店が乱立しているからである。一カ所で買えなければ、二、三の店舗を回ればいいのだ。さらに、どこから手に入れてくるのか、利尿剤を乱用する患者もいる。インターネット販売が一般化すれば、より簡単に薬が手に入るようになるだろう。その際に心配してくれたり、注意してくれる人はもはや存在しない。利便性を追求する社会は、その分なにがしかのものを失っているのだろう。「ふたつ良いこと、さてないものよ」は、まさに名言である。

3

日本で最初の本格的な摂食障害の論文である、下坂の『青年期やせ症（神経性無食欲症）の精神医学的研究』[1]が発表されたのが一九六一年であった。摂食障害は「若年の女性に専ら起こる、食欲喪失と高度のやせ、無月経ならびに便秘を示し、慢性の経過をとる病」として捉えられており、当時ではまだめずらしい病気だった。

その頃の日本は、世界から「奇跡の復興」と呼ばれた経済復興を遂げている最中だった。一九六〇年に池田内閣が提唱した「所得倍増計画」から経済成長が加速し、この後一〇年間の年平均実質経済成長率は一一パーセントにも及んだ。それは、この時期に同様に経済成長が続いていた欧米諸国に比べても驚異的な数字であり、日本のＧＮＰ（国民総生産）は、一九六八年には西ドイツを抜いて自由主義世界で第二位になったのである。

その後に起こった石油危機で世界経済が低迷を続けるなか、日本はいち早く不況からの脱出に成功し、経済はさらに発展を続けた。一九八七年には、日本はイギリスを抜いて世界最大の債権国になり、翌八八年には、国民一人あたりのGNPが世界のトップに立ったのである。日本経済は、まさに好景気に沸いていた。特に、一九八六年一二月から一九九一年二月までの間には、四年三カ月間も好景気が続いたのだった（これは後に、「バブル景気」と呼ばれることになった）。

こうした経済的発展によって、人々の生活は物質的に豊かになった。それに伴って、摂食障害にも徐々に変化の兆しが現れ始めた。一九七〇年代には、過食症状を主症状とする症例が目立ち始めるようになった。一九八〇年代にダイエットブームが起こると、摂食障害のすそ野はさらに広がった。

一九九一年にバブルが崩壊し、景気は急速に後退した。以後日本経済は、長い停滞期を迎えることになった。日本経済が停滞を続けると、経済発展に重心を置いていた日本社会からは活気が失われ、日本社会全体が「うつ状態」になった。一九九八年からは年間の自殺者数が三万人を超えるようになり、これは二〇一一年まで続いたのだった。

筆者が精神科医として働き始めた一九九〇年代には、摂食障害の発症数は増加を続け、総合病院では珍しくない疾患になった。年齢層も広がりをみせ、青年期のみならず前青年期や中年期発症例が増加した。この頃には、男性の摂食障害患者も散見されるようになった。症状の変化としては、不食期が長くは続かず（不食期を持たない例もある）、容易に過食に転じ、過食・嘔吐が主症状となる症例が増加した。自殺者の増加と軌を一にして、自傷行為や自殺企図を繰り返す患者が増加した。

かつて摂食障害の根底には、成熟拒否があると言われていた。患者には、母親や大人の女性一般に対する拒否感がみられたのだ。しかし、時代は変遷し、日本社会がもつ女性像も多様化した。さらに、地域社会の崩壊や核家族化に伴って、人間関係が希薄になり、親子間の関係にも歪みが生じやすくなった。これらの状況変化に伴って、摂食障害には女性性への拒否はほとんどみられなくなった。むしろ、女性像の拡散という問題、どのような女性になっていいのか分からない、どのような大人になりたいのか分からないといった問題が、摂食障害の根底には存在するようになった。

現在の日本では、摂食障害は完全に市民権を獲得し、摂食障害であることを公表する芸能人やスポーツ選手も珍しくなくなった。国内の患者数は現在、二万三千人以上と推計されている。青年期女性の有病率は、神経性無食欲症が〇・一～〇・二パーセント、神経性過食症が一～三パーセント程度と言われているが、病院に受診しない者も多く、未治療者を含めると患者の数はそれを大幅に上まわるものと考えられている。厚生労働省研究班による二〇〇九～一〇年の調査では、女子中学生の五〇人に一人は専門医の治療や指導が必要であると指摘された。

厚労省はこうした状況を踏まえて、摂食障害の治療を充実させるために、二〇一四年度に専門医がいる全国一〇カ所程度の病院を「治療支援センター」に指定し、相談体制や地域の医療機関との連携を強化する方針を決めている。さらに、全国拠点機関を一カ所作り、そこで知見の集積や治療プログラムなどの開発を行うとしている。そして、その拠点機関が支援センターから相談を受け、その相談に対して助言や指導を行う体制を整備するのだという。

しかし、摂食障害は、このような専門機関と専門医でなければ、本当に治療できない疾患なのであろうか。

4

ところで、日本では江戸時代にも摂食障害が存在していた、ということをご存じだろうか。『日本精神科医療史』(2)によれば、一七八八年に刊行された香川修庵（一六八三―一七五五）の『一本堂行余医言』に、「不食の証」についてのかなり詳細な記載があるという。

以下で、それを紐解いてみよう。

「不食の証また殆んど奇疾なり。古今の医書、いまだ明らかに言及する者あらず。予が見及ぶ所をもつてすでに三十人に余る」（『日本精神科医療史』六四頁）

世界で初めての摂食障害の医学論文は、一六八九年にロンドンの開業医であったモートンが、心労の後に食欲喪失、高度のやせ、便秘、月経消失を来した一八歳の少女を記載したものである。しかし、次の本格的な医学論文は、一八七三年にロンドンの内科医であったガルの神経性無食欲症の論文、そして、同年にパリ大学の高名な神経学者ラゼーグが提唱したヒステリー性食欲不振症の論文まで待たねばならない。

つまり、一七八八年に刊行された香川修庵の記載は、世界で最も早い摂食障害の記載例の一つであると言えるのだ（しかも、症例数も多い）。この事実は、江戸時代の日本が、世界で最も豊かな国の一つであったことを示唆するものであろう。

さて、香川修庵が指摘する「不食の証」はどのような特徴があるのだろうか。

「多くはこれ婦女にして、男子はただ二三あり。その証他に苦しむ所なく、ただ糠食を思はず、あるひは麦飯あるひは糯米粉あるひは赤小豆あるひは豆腐屑を食し、あるひは偏《ひとえ》に一種の蒸菓を好み、あるひは終日食餌を喫せずして、飢ゑざること数日より数月にいたり、もつて数年におよぶ。しかれども形体痩せず、脈多くは平緩。ままあるひは癥〔腹中のしこり〕に苦しみ、あるひは痞《つか》え、あるひは痛む」（『日本精神科医療史』六四頁）

不食の証を呈する者の多くは婦女子で、男子が一割弱であるのは、現在の摂食障害での割合と大差がない。食べるものが、ぬか、麦飯、もち米、あずき、豆腐屑、とあげられているのは、「白米を食べない」ことを現しているのだと考えられる（つまり、当時は白米が常食だったのだ！）。お菓子を好むことと合わせて、これらも現代の摂食障害と共通する所見である。終日食事を摂らないこともしばしばで、その期間は長ければ数年にも及ぶ。それにもかかわらず、やせが目立たず、脈も穏やかなのは、いわゆる「隠れ食い」をしているからだろうか。腹中のしこり（血が滞る瘀血《おけつ》によるものか？）や心下部のつかえ感や痛みなどは、現代の摂食障害でも起こりうる症状である。

では、不食の証を呈する者に対しては、どのような対処が必要なのであろうか。

「もし強ひて之に食を与ふれば必ず吐す。吐せざれば必ず痛む。之に湯薬を投ずるに、また多くは吐す。吐せざれば則ち薬気胸中に満ちて煩悶多時。その証万態縷挙すべからず（中略）此の証に遇ふ者は、措きて治せざるをもつて、乃ち真の治法と為す。第一に痩せざるをもつて佳兆となし、その次ぎは脈平緩、小便順利、月血滞らず、皆無病の候なり。いやしくも能く法を守り外に邪襲を防ぎ、ただ其の好む所を聴きて少少之を与食して、自然に回復す

るを待ちて可なり」(『日本精神科医療史』六四頁)

不食の証の者に、もし無理矢理食べさせたら、必ず吐いてしまう。吐かなければ必ず苦痛を感じる。煎じ薬を与えれば、これも多くは吐いてしまう。吐かなければ、薬の香りが胸中に立ちこめて苦しみもだえる。つまり、無理に食べさせたり服薬させれば、かえって状態悪くなるというのである。

では、どうしたらいいのか。不食の証のいろいろな状態をこまごまと挙げて、それに対処するべきではない。むしろ、そのままにして治療を行わない、そうすることが真の治療に繋がるのだと香川修庵は指摘する。

その際に、最も良い兆候は、やせていないこと、次には脈が穏やかで排尿がきちんとあること、そして月経が止まっていないことで、みな病気が良くなる兆候である。これらはいずれも、摂食障害が軽症であることを示す兆候でもある。

以上の治療法をくれぐれも守り、他の間違った方法を拒否して、当人の食べたいものを少々与え、自然に回復するのを待つことが良いと述べられている。

さらに、不食の証を呈した五名の症例が記されており、このうち一例は明らかな神経性無食欲症である。

「一室女十六、ただ雪花菜〔おから〕を食し、その他は一切食はず。父母之を憂ひ、予に請うて診視せしむ。その皮肉瘦せず、色沢鮮明、脈平緩なり。予曰く、憂ふるなかれ、久しからずして、まさに平生に復せんとすと。此の時已に半年の所なり。予また曰く、かならず薬することなかれ、もし薬を投ぜば則ち諸患蜂起せんと。その父母かたく予の言を守り、一年余にして自然に常食に復す」(『日本精神科医療史』六四頁)

十六歳の娘がおからしか食べないことを両親が心配し、修庵が請われて診察をすることになった。やせはなく、血色も良好で、脈も穏やかであった。そこで、修庵は「心配することはない。それほど時間を要せずに、平生の状態に戻るだろう」と両親に説明した。この時点で、発症からすでに半年が経過していた。さらに修庵は、「絶対に薬を飲ませてはならない。もし飲ませたなら、さまざまな病も一緒に起こってしまうだろう」と念をおした。両親は、修庵の言いつけをかたく守った。その結果、一年余りで、以前のように通常の食事が食べられるようになったのだった。

その他には、他医に診てもらって薬が出され、または家族が無理に食べさせようとして、かえって悪化した事例が記載されている。症状観察の正確さといい、対処方法といい、香川修庵の不食の証の記述は、現代にも通じる内容であると言えるだろう。

ところで、みなさんは気づかれていたであろうか。香川修庵の治療法は、筆者がこれまでに言わんとしてきたことを、まさに先取りしていることを。

摂食障害の消極的精神療法は、すでに江戸時代に提唱されていたのである。

文献

序章

（1）モートン・シャッツマン（岸田秀訳）：魂の殺害者 教育における愛という名の迫害 草思社、東京、一九七五

第Ⅰ章

（1）柴田明彦：治療経過からみた、神経性無食欲症の中・長期経過に関する臨床精神病理学的考察 精神経誌、一〇四、六五六―六八九、二〇〇二

（2）柴田明彦：退行させる治療と退行させない治療 小出浩之教授退官記念論文集「精神病理学の蒼穹」 金剛出版、東京、二〇〇八

（3）中井久夫：説き語り「妄想症」 中井久夫著作集5巻「病者と社会」 岩崎学術出版社、東京、一九九一

（4）下坂幸三：青春期やせ症（神経性無食欲症）の精神医学的研究 精神経誌、六三、一〇四一―一〇八二、一九六一

（5）神田橋條治：境界例治療（一九八一） 神田橋條治著作集「発想の航跡」 岩崎学術出版社、東

京、一九八八

第Ⅱ章

（1）成田善弘：境界例とのかかわり――「援助」という視点　児精医誌、四六、二二二―二三〇、二〇〇五
（2）中井久夫：解体か分裂か　中井久夫著作集4巻「治療と治療関係」岩崎学術出版社、東京、一九九一

終　章

（1）下坂幸三：青春期やせ症（神経性無食欲症）の精神医学的研究　精神経誌、六三、一〇四一―一〇八二、一九六一
（2）岡田靖雄：日本精神科医療史　医学書院、東京、二〇〇二

あとがき

私が精神科医になって初めて精神療法を行ったのは、当時一二歳だった摂食障害の患者さんでした。彼女は身長が一四二㎝でしたが、体重はなんと一九・五kgしかなく、それまでに見たこともないような著明なやせを呈していました。そんな状態であっても、彼女は点滴や内服薬をなかなか受け入れてくれません。やせへのこだわりと治療への抵抗は終始一貫しており、精神療法を行おうにも容易に心を開いてくれませんでした。私はそれまでに内科医として四年間の診療経験がありましたが、そんな経験など彼女を前にすると何の役にも立ちませんでした。私は彼女と面接をすることが次第につらくなり、面接に向かう前には、気持ちを落ち着かせるために「空を見上げて深呼吸をする」ことが習慣のようになっていたことを思い出します。

彼女の治療は難渋しました。しかし、先輩の先生方に助けていただきながら、何とか治療を続けることができました。彼女も少しずつ心を開き、自分のつらさや苦しさを表現してくれるようになりました。治療が終結するまでにはそれから長い時間を要しましたが、このときの経験は、私の精神科医としての礎になったような気がします。私は摂食障害を専門にして診療を行っているわけではありませんが、最初の学会発表でも学位論文でも摂食障害をテーマに選んでおり、今から思えばそれは偶然ではなかったように思われます。そして、その延長線上として、今回この本を執筆することになったのです。

摂食障害の治療は、特に治療に積極的な介入を行った場合には、治療者、患者双方にとって大変な労力を要します。患者さんにとっては人生がかかっているわけですから、まさに〝命がけの〟抵抗が生じることもあります。こうした治療抵抗に対処するのは、並大抵のことではありません。しかも治療者は、同時に何人もの患者さんに対応しなければならないのです。その結果として、治療者自身が次第に追い込まれて行くことも決して珍しいことではないように思われます。そんなときに陥りやすいのが、パターナリズムに基づいた強制的な治療や治療自体の拒否ですが、そのいずれにも至らない第三の道は存在しないのか。本書はその方法を探るために、私自身の臨床経験をもとに試行錯誤してできあがった一つの試論です。その際に助言をいただいたのが同僚や先輩の先生方であり、治療に協力してくださったのが岐阜市民病院精神科のコ・メディカルの皆さんでした。

また、本書の理論を構成するために、中井久夫先生、神田橋條治先生、成田善弘先生、そして河合隼雄先生といった諸先生方の著書や講演を参考にさせていただきました（四人の先生方それぞれに、岐阜に講演に来ていただく機会がありました)。たとえば、中井先生からは症状にとらわれない治療方法を、神田橋先生からは患者さんとの距離の取り方を、成田先生からは自立を目指した治療法を、そして河合先生からは必ずしも治りたいと思っていない患者さんの心理を学ばせていただきました。

しかし、それらの内容はすでに私の中にとけ込んで渾然一体となっており、どこからが先生方の意見でどこからが自分の意見なのか分からなくなっている部分が多々あります。そのため、本来なら一々参考文献として挙げるべきところを、はっきりと分かっているものを除いて引用を割愛させていただきました。本書の中に他の著書ですでに指摘されている部分があれば、それらはすべて先書にオリジナリティーがありますし、逆に合致しない部分があれば、その文責はすべて私にあることをここでお断りしておきます。

消極的精神療法という命名については、誤解を生むのではないかという指摘もありました。消極的という言葉に、熱意がないとか責任を持たないといったマイナスのイメージが含まれているからです。しかし、精神医療においては、治療者が積極的な介入を行うことが必ずしも良い結果を導くとは限りません。治療者の積極的な介入が、時と場合によっては患者さんの自己治癒力を妨げてしまう可能性があるからです。特に精神療法を行う際には、こうあって欲しいという治療者の願望が、患者さんの自己主張の萌芽を押しつぶしてしまう危険性があることを忘れてはなりません。かつて積極的な精神療法を行っていた私が、自戒の意味も込めてつけたのが消極的精神療法なのです。

それでも、どうしても消極的精神療法という名前に抵抗がある方は、治療者にとって消極的な精神療法は、患者さんや家族にとっては自立へ向かうための積極的な治療であると理解していただけたらいいのではないでしょうか。

最後に、私が一方的に持ち込んだ原稿を熱心に読んで編集していただき、さらに出版にまでこぎ着けてくださった岩崎学術出版社編集部の長谷川純氏に、この場を借りて深謝したいと思います。長谷川さんのご尽力がなければ、消極的精神療法を世に送り出すことはできなかったでしょう。

平成二六年五月

柴田　明彦

著者略歴

柴田明彦（しばた　あきひこ）

1961年　愛知県生まれ

1986年　岐阜大学医学部卒業

　　　　岐阜大学精神神経科助手を経て，

現　職　岐阜市民病院精神科デイケアセンター長　医学博士

著　書　『統合失調症はどこから来てどこに行くのか——宗教と文化からその病理をひもとく』（星和書店，2011），『父親殺害——フロイトと原罪の系譜』（批評社，2012）

摂食障害からの回復支援
—自己治癒力を妨げない「消極的」精神療法のすすめ—

ISBN978-4-7533-1074-6

著　者
柴田明彦

2014年6月22日　第1刷発行

印刷　広研印刷(株)　／　製本　(株)若林製本工場

発行所　(株) 岩崎学術出版社　〒112-0005　東京都文京区水道 1-9-2
発行者　村上　学
電話 03(5805)6623　FAX 03(3816)5123